不痛才快乐
——疼痛防治专家的建议

主　编　刘进德　杨娟丽　王孝文
　　　　郭艳汝　贾文平

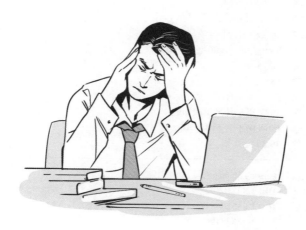

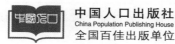

中国人口出版社
China Population Publishing House
全国百佳出版单位

图书在版编目（CIP）数据

不痛才快乐：疼痛防治专家的建议 / 刘进德等主编 . --
北京：中国人口出版社，2022.9
ISBN 978-7-5101-7092-8

Ⅰ.①不… Ⅱ.①刘… Ⅲ.①疼痛－防治
Ⅳ.① R441.1

中国版本图书馆 CIP 数据核字（2022）第 179235 号

不痛才快乐：疼痛防治专家的建议
BUTONG CAI KUAILE: TENGTONG FANGZHI ZHUANJIA DE JIANYI

刘进德　杨娟丽　王孝文　郭艳汝　贾文平　主编

责 任 编 辑	刘继娟　刘梦迪	
策 划 编 辑	刘继娟	
装 帧 设 计	华兴嘉誉	
责 任 印 制	王艳如　任伟英	
出 版 发 行	中国人口出版社	
印　　　刷	北京柏力行彩印有限公司	
开　　　本	880毫米 × 1230毫米　1/32	
印　　　张	6.375	
字　　　数	135 千字	
版　　　次	2022 年 9 月第 1 版	
印　　　次	2022 年 9 月第 1 次印刷	
书　　　号	ISBN 978-7-5101-7092-8	
定　　　价	49.80 元	

电 子 信 箱　rkcbs@126.com
总编室电话　（010）83519392
发行部电话　（010）83510481
传　　　真　（010）83538190
地　　　址　北京市西城区广安门南街 80 号中加大厦
邮 政 编 码　100054

《不痛才快乐——疼痛防治专家的建议》
编委会名单

名誉主编：

刘小立　宛春甫

主　　编：

刘进德　杨娟丽　王孝文　郭艳汝　贾文平

副 主 编（按姓氏笔画排序）：

王仲凯　田长征　史计月　李　芳　李志华
杨　青　吴振华　何明伟　张焕峰　郑　伟
姚　军　袁　媛

编　　委（按姓氏笔画排序）：

尤小兵　尹广利　甘建辉　刘占坡　李　琳
李兴德　李素荣　杨　勇　吴为民　张　睿
张书颖　张志利　陈永学　周国明　孟朋民
秦寿泽　贾和平　夏登云

序 一

随着卫生保健事业的不断发展，人们的保健意识逐渐增强。疼痛成为疾病康复与护理的重要内容，疼痛评估与管理的研究和证据也逐年增多。疼痛已被确认为继呼吸、脉搏、体温和血压之后的"人类第五大生命体征"。慢性疼痛更是作为一种严重影响患者生活和工作质量的疾病，已引起全世界的高度重视。社会对疼痛预防、治疗和控制的需求日益增长，给疼痛领域广大临床和科研工作者带来了一项极具时代性的挑战。在全球范围内，若疼痛无法缓解或管理不善将会成为患者、医疗卫生系统乃至整个社会的负担。

鉴于此，华北石油管理局总医院麻醉科/疼痛科刘进德主任组织疼痛领域的专家共同编写了《不痛才快乐——疼痛防治专家的建议》一书。本书旨在一方面向公众全面介绍疼痛疾病的科普知识，使公众加深对疼痛的认识，让老百姓能真正看得懂，明白什么是疼痛；另一方面引导公众正确对待疼痛疾病、及时规范接受疼痛的诊治，能清清楚楚地问诊就医，能在第一时间找到相关的疼痛科医生进行救治，少走弯路，甚至不走弯路，从而改善我国广大疼痛患者的预后。

本书通过一问一答、通俗易懂的文字系统介绍了疼痛的知识，包括对疼痛的基本认识、疼痛的诊断、疼痛的治疗与调护，让大家对疼痛有全面的、科学的认识。始终贯彻"科学、趣味、实用"的原则，有助于提高全民的医学知识和自我保健水平，可以作为疼痛疾病预防保健的家庭参考用书。对于疼痛科相关专业人员来说，可作为案头书和工具书。

　　本书内容完备，着重实用，由河北省预防医学会疼痛防治专业委员会与河北省预防医学会健康科普专业委员会共同推荐，实为一本不可多得的科普实用手册。在此，我祝贺本书的出版发行！并希望本书能为疼痛学科的发展起到积极作用！

安建雄

中国医科大学航空总医院副院长

序 二

随着生活节奏的加快，人们生活方式和理念的改变，疼痛类疾病在疾病谱中的位置也日益重要，医学科学的发展使这一类疾病的种类也大大增多。伴随着社会老龄化的日趋严重，疼痛患者数量呈现井喷式的发展态势。患者的需求促使疼痛学科的发展，经济的增长为疼痛学科科研水平的提高、设备的更新、技术的改进、国际学术交流的加强提供了坚实的基础。

1975年国际疼痛学会成立，标志着疼痛医学已成为临床医学的一个新领域。1989年中华医学会疼痛学分会成立，极大地促进了疼痛医学在我国的发展。2007年，卫生部227号文件规定：在《医疗机构诊疗科目名录》（卫医发〔1994〕第27号文附件1）中增加一级诊疗科目"疼痛科"，代码"27"。2011年，卫生部要求在全国范围内开展"癌痛规范化治疗示范病房"创建活动。在强有力的政策支持下，经过广大疼痛医学专业人员的不懈努力，我国疼痛医学的基础研究和临床诊疗均有了突飞猛进的发展。随着我国疼痛事业的发展，临床疼痛诊疗工作的层面不断深入，范围不断拓宽，对疼痛相关图书的需求也在不断增加。普及疼痛相关知识，增强自我保护意识，对解除病痛、及早防治疾病、保持身心健康、提高生活质量甚为重要。

　　本书由我国中青年疼痛专家刘进德教授组织众多专家学者共同编写而成，通过本书的出版，我看到了疼痛事业的进步，对此我感到由衷的高兴。相信本书的出版必将对我国临床疼痛工作的发展起到积极的促进作用。借此机会，对各位参加科普图书编写工作的专家所做出的辛勤努力表示衷心感谢！

河北省预防医学会会长

序 三

　　疼痛可分为急性疼痛和慢性疼痛，是影响人们生活质量的一个严重问题。随着人类平均寿命的延长，手术数量的增加，围绕疼痛而产生的问题与日俱增，尤其是慢性疼痛常引起患者生活质量的下降，增加医疗支出和社会负担。2022年，美国的一项调查结果表明，有超过5000万成年人遭受疼痛的折磨。而在我国慢性疼痛患者数量更加庞大，根据《中国疼痛医学发展报告（2020）》数据显示，我国慢性疼痛患者超过3亿人，且以每年1000万～2000万的速度增长。疼痛已成为继心脑血管疾病、肿瘤之后的第三大健康问题，严重影响人们的健康和生活质量。这一问题在发展中国家尤为严重，因此有必要提醒大众关注急性疼痛和慢性疼痛的防治。

　　近年来，国内的医院病房相继开始推广疼痛管理措施，目的在于通过合理、有效的镇痛防止疼痛对患者的身体以及心理造成负面影响。免除疼痛不仅是专业疼痛医师的职责，也是广义的与疼痛有关医务人员的神圣职责，加强疼痛科普宣传改变陈旧理念，让人们真正了解其内涵，告知公众中重度疼痛是可以控制的，减轻疼痛对身体康复有极大的益处，为疼痛患者提供高效而经济的服务。

本书由华北石油管理局总医院麻醉科/疼痛科中青年专家刘进德教授组织众多专家学者共同编写而成，本书通过问答的形式全面介绍了关于疼痛疾病的相关科普知识，内容全面，文字通俗易懂，适合疼痛患者或其家属阅读，对参与疼痛治疗工作的各级医护人员也具有参考价值。在此，对于本书的出版发行表示衷心的祝贺！

天津医科大学教授、天津市第一中心医院疼痛科主任医师

　　神州赤县，亿万斯年。悠悠华夏，盘古开天。结绳记事，人类繁衍。初尝百草，神农先贤。启鸿蒙于上古，开医道之乾元。扁鹊医祖，针刺砭石镇痛，集众家而大成；华佗神术，针灸刮骨疗疾，开先河研麻沸散。疼痛医术千年纵横跌宕；百姓病痛临头求知尤难。寒暑往，天地转，越千年。疼痛成为科室，二二七号文件。疼痛划为体征，疼痛亦为疾患。遂毅领命，做科普，发宏愿。引燕赵之医者，扬石门之波澜；聚冀中十二地区之恢弘脑力，撰疼痛七卷百问之科普鸿篇。

　　至若编委初成，领分工而就位，即伏案而详查。人才济济悬壶桑梓，疼痛领域医海无涯。广推敲而究词藻，用语分毫有度；运慧眼而辨精微，描述分厘无差。跨冀之浩浩南北，浴霜雪而披寒暑；信步于巍巍太行，载日月而卧兼葭。一技一法辗转揣摩于白洋淀上；七卷八部不辞探究于燕山脚下。寻奇法引医著，觅良方于诸家。越一年春秋，吸众家经验，谱皇皇之巨著；罗万一良方，纳千家技巧，成灿灿之百问百答。

　　溯夫壬寅之秋，医著初成。疼痛防治，头面先声。颈肩臂部，背腰及胸。臀骶下肢，疑难病疼。癌痛款款，回复行行。悉心研摩，精益求精。诸类疾患，良方不紊；沉疴痼症，诊法益精。微创射频，神至颈胸。详探肺腑，深谙股肱。一问一答，展纤毫之精细；百患百情，穷个体之迥同。争创一流科普思路，力争优秀医著之功。以膏泽斯民者神，以心智普世者圣。怀病痛而科普者伟，植爱心于天下者恒。著述传今，懋功永盛！

华北石油管理局总医院麻醉科/疼痛科主任

前 言

　　疼痛是一种令人不愉快的自我感受和体验，每个人在日常生活中都不可避免地遇到自身各部位的疼痛与不适。虽然疼痛千差万别，轻重不等，但有关疼痛的问题越来越引起人们的重视。疼痛，特别是慢性痛，是影响人们生活质量的一个严重问题。随着人类平均寿命的延长，围绕疼痛而产生的问题与日俱增。为了使人们更多地了解疼痛，作者查阅了大量的国内外最新资料，综合多年的临床经验，编写此书。

　　本书共分为七部分。分别为头面部疼痛、颈肩臂部疼痛、胸背腰部疼痛、臀骶下肢部疼痛、内脏疼痛、癌痛及疑难疼痛。每一部分详细介绍了对该类疼痛的基本认识、诊断、治疗与调护等。

　　本书由河北省预防医学会疼痛防治专业委员会与河北省预防医学会健康科普专业委员会共同推荐，旨在打造疼痛防治"专家共识"，汇集众多专家智慧，惠及广大患者家属，适合疼痛患者或其家属阅读，对参与疼痛治疗工作的各级医护人员也具有参考价值。

　　本书编写过程中，得到了多位同道的支持和帮助，他们在繁忙的医疗、教学和科研工作之余参与撰写，在此表示衷心的感谢。

　　由于时间仓促，书中存在的不妥之处，敬请读者和同道批评指正。

编　者

2021年10月

目 录

第二部分　颈肩臂部疼痛　029

第三部分　胸背腰部疼痛　053

第四部分　臀骶下肢部疼痛   **075**

三、臀骶下肢部疼痛的治疗与调护

第五部分　内脏疼痛　　097

一、内脏疼痛的基本认识

二、内脏疼痛的诊断

第六部分　癌　痛　 **113**

第一部分

头面部疼痛

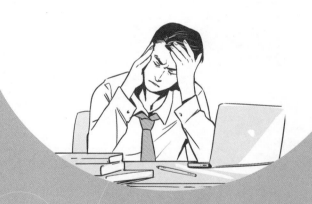

一、头面部疼痛的基本认识

1. 什么是头痛

答 头痛是指外眦、外耳道与枕外隆突连线以上部位的疼痛，而面痛是指上述连线以下到下颌部的疼痛。

2. 头痛是怎样分类的

答 头痛是神经系统最常见的症状，国际头痛疾病分类第三版（Beta 版）将头痛分为三部分：①原发性头痛；②继发性头痛；③痛性脑神经病、其他面痛和头痛。原发性头痛可视为一种独立的疾病，而继发性头痛则是继发于其他疾病的一种症状。

3. 引起头痛的因素有哪些

答 原发性头痛的病因较为复杂，常常涉及遗传、饮食、内分泌以及精神因素等，其发病机制尚不清楚。继发性头痛则往往存在明确的病因，其分类也以病因为主要依据。

（1）颅脑病变：①感染：如脑膜炎、脑膜脑炎、脑炎、脑脓肿等；②血管病变：如蛛网膜下腔出血、脑出血、脑血栓形成、脑栓塞、高血压脑病、脑供血不足、脑血管畸形、风湿性脑脉管炎和血栓闭塞性脑脉管炎等；③占位性病变：如脑肿瘤、颅内转移瘤、颅内囊虫病或棘球蚴病等；④颅脑外伤：如脑震荡、脑挫伤、硬膜下血肿、颅内血肿、脑外伤后遗症等；⑤其他：如腰椎穿刺后及腰椎麻醉后头痛等。

（2）颅外病变：①颅骨疾病：如颅底凹陷症、颅骨肿瘤等；②颈部疾病：如颈椎病及其他颈部疾病；③神经痛：如三叉神经痛、舌咽神经痛及枕神经痛等；④其他：如眼、耳、鼻和齿等疾病所致的头痛。

（3）全身性疾病：①急性感染：如流感、伤寒、肺炎等发热性疾病；②心血管疾病：如高血压、心力衰竭等；③中毒：如铅、酒精、一氧化碳、有机磷、药物等中毒；④精神心理因素：如抑郁、焦虑等精神障碍；⑤其他：尿毒症、低血糖、贫血、肺性脑病、系统性红斑狼疮、中暑等。

4. 什么是偏头痛

答 偏头痛是由于发作性血管舒缩功能不稳定以及某些体液物质暂时性改变所致的一种伴有或不伴有脑及自主神经系统功能暂时性障碍的头痛，是原发性头痛中较为常见的一种，具有反复发作的特点，严重影响人们的生活及工作质量。我国偏头痛的患病率为9.3%，女性与男性之比约为3：1。

5. 日常生活中哪些因素会引起偏头痛

答 偏头痛常见的诱发因素有：①激素作用：如月经来潮、排卵、口服避孕药、激素替代治疗；②饮食因素：如酒精、富含亚硝酸盐的肉类、谷氨酸钠、天冬氨酸、巧克力、过期的奶酪、误餐；③心理因素：紧张、应激释放（周末或假期）、焦虑、生气、抑郁；④行为和环境因素：强光注视、闪烁的灯光、视力集中、荧光、天气变化、高海拔；⑤睡眠相关因素：睡眠不足、睡眠过多；⑥药物作用：硝酸甘油、组胺、利舍平、肼苯哒嗪、雷尼替丁、雌激素；⑦其他：头部外伤、用力、疲劳等。

6. 三叉神经痛的发病率有何趋势

答 三叉神经痛是一种临床常见的颅神经疾病，其人群患病率为 182/10 万，年发病率为 3～5/10 万，多发生于成年人及老年人，发病年龄在 28～89 岁，70%～80% 病例发生在 40 岁以上人群中，高峰年龄在 48～59 岁。但是，世界卫生组织（WHO）最新调查数据显示，三叉神经痛正趋向年轻化，人群患病率不断上升，严重影响了患者的生活、工作和社交，也增加了医疗支出。

7. 人在紧张的时候会引起疼痛吗

答 会的。紧张型头痛（过去称紧张性头痛、肌紧张性头痛、神经性头痛）是成年人中最常见的头痛类型，其发病与社会心理压力、焦虑、抑郁、精神因素、肌肉紧张、滥用止痛药物等有关。本病多发于成年人，尤以女性多见，病程大多较长，可持续数年至数十年，常反复发作，轻者仅在明显紧张或忧郁时才发生头痛，慢性者头痛可持续数天或数周。

8. 头痛的轻重可以与病情的严重程度画等号吗

答 头痛的程度一般分轻、中、重三种，但与病情的轻重并无平行关系。三叉神经痛、偏头痛及脑膜刺激的疼痛最为剧烈。脑肿瘤的痛多为中度或轻度。高血压性、血管源性及发热性疾病的头痛，经常表现为搏动性。神经痛多表现为持续数秒至数十秒的刺痛或电击样痛。紧张型头痛多为重压感、紧箍感或戴帽感等非搏动性疼痛。

9. 头痛的部位固定吗

答 头痛的部位是单侧或双侧、前额或枕部、局部或弥散、颅内或颅外对病因的诊断有重要价值。如偏头痛及丛集性头痛多在一侧；颅内病变的头痛常为深在性且较弥散，颅内深部病变的头痛部位不一定与病变部位相一致，但疼痛多向病灶同侧放射；高血压引起的头痛多在额部或整个头部；全身性或颅内感染性疾病的头痛，多为全头部痛；眼源性头痛为浅在性且局限于眼眶、前额或颞部；鼻源性或牙源性头痛也多为浅表性疼痛。

10. 口腔疾病会引起头痛吗

答 Costen 综合征（颞下颌关节紊乱综合征）也可发生急性疼痛，疼痛位于颞颌关节，可以向额、颞、枕部放射。

11. 头痛有可能是颈椎病引起的吗

答 颈椎病所致的头痛，在头痛患者中占 2% ～ 4.9%，28% 的颈椎病患者可有各型头痛，甚至表现为典型偏头痛。颈椎病引起头痛的原因可能为：颈部肌肉持久收缩；颈神经根损伤伴颈肌痉挛；关节、椎间盘、椎体的疾病压迫神经根；椎—基底动脉系统供血不足。

12. 突然发作的头痛提示什么疾病

答 突然发作的头痛提示颅内出血，以蛛网膜下腔出血常见，但也可为脑实质内出血、脑静脉血栓、脑动脉夹层、垂体卒中、自发性颅内低压、中枢神经系统良性血管病、急性高血压危象及特发性"原发性霹雳样头痛"。

13. 中老年新发头痛有可能是什么导致的

答 50 岁以上患者的新发头痛需考虑颅内病变（例如硬膜下血肿）或巨细胞动脉炎。应寻找有无头颈部外伤史，有时轻微的外伤也可能继发硬膜外出血、硬膜下出血、脑实质内出血、外伤后颈动脉或椎动脉夹层。有时，外伤后头痛可以没有任何病理学改变。

14. 颅内血管性疾病引起的头痛是怎样的

答 出现急剧的头痛，持续不减，并有不同程度的意识障碍而无发热者，提示颅内血管性疾病（如蛛网膜下腔出血）。

15. 长期反复发作性头痛多见于什么疾病

答 多见于偏头痛、紧张型头痛、丛集性头痛等。

16. 出现怎样的头痛应怀疑颅内占位性病变

答 慢性进行性头痛并有颅内压增高的症状（如呕吐、缓脉、视盘水肿）应注意颅内占位性病变。

17. 脑出血头痛与体位有关吗

答 丛集性头痛发作时，患者倾向于躁动不安、来回走动；而偏头痛发作时患者倾向于静躺。立位时头痛出现或加重提示颅内低压。

18. 头痛的发生有特定时间吗

答 某些头痛可发生在特定时间，如颅内占位性病变往往清晨加剧，鼻窦炎引起的头痛也常发生于清晨或上午，丛集性头痛常在晚间发生，女性偏头痛常与月经期有关。脑肿瘤的头痛多为持续性的，可有长短不等的缓解期。紧张型头痛典型者在每日的大多数时间均存在头痛，并常在下午加重。阻塞性睡眠呼吸暂停及药物过度使用性头痛常于醒后出现头痛发作。偏头痛可发生在任何时间，但常常在上午。

19. 头痛遗传吗

答 偏头痛常为遗传性疾病，2/3 的偏头痛患者有家族史；紧张型头痛也可为家族性；丛集性头痛为非遗传性；偏瘫型偏头痛是有先兆偏头痛的罕见的变异的常染色体显性遗传，其先兆为持续数分钟至 24 小时的偏瘫。

20. 头痛对身体有影响吗

答 （1）对神经、精神、心理状态的影响：急性及严重的头痛可引起烦躁不安、精神兴奋、行为举止和言语的异常，如高声尖叫、骂人、敲打自己的头部、愤怒、抱头撞墙等强烈的情绪反应。慢性头痛可引起反应迟钝、情绪低落、不愿说话，处于抑制状态。颅内疾患引起的头痛可伴随嗜睡、朦胧等意识障碍。

（2）对呼吸、循环系统的影响：急性头痛可使交感神经兴奋，如心跳加快、血压升高。颅内压增高引起的头痛可表现为呼吸慢、心跳慢、血压高。严重头痛时，患者呼吸浅快，大汗淋漓。伴有精神紧张时，出现过度换气而使呼吸变深、变慢。

（3）对消化、泌尿系统的影响：严重头痛和持续慢性头痛可造成消化系统功能障碍，消化腺分泌被抑制，患者可出现食欲缺乏、腹胀。急性颅内压增高或降低引起的头痛往往伴有恶心、呕吐（常为喷射性呕吐）。头痛还可以引起反射性肾血管收缩，抗利尿激素分泌增加，使尿量减少。头痛伴有精神紧张者，可以引起尿潴留。

二、头面部疼痛的诊断

1. 头痛可出现哪些症状

答 头痛的主要临床表现为全头或局部的胀痛或钝痛、搏动性疼痛、头重感、戴帽感或勒紧感等，同时可伴有恶心、呕吐、眩晕和视力障碍等。

2. 丛集性头痛是单侧头痛还是双侧头痛

答 丛集性头痛发作时为单侧头痛，典型者疼痛位于眼球后或周围。一些丛集性头痛患者的疼痛部位在不同的发作时期出现左右转换，少数患者在同一发作期内出现左右转换。

3. 紧张型头痛的典型表现是什么

答 紧张型头痛通常为双侧性，典型表现为从双侧额部、颞部至枕部的束带状疼痛，可累及颈部，也常可累及整个头顶部。疼痛感觉多为压迫感、紧束感、胀痛、钝痛、酸痛、要爆炸的感觉等，可一阵阵地加重，无持续搏动感、恶心（慢性紧张型头痛可有轻度恶心）、呕吐，不会同时伴有畏光和畏声，日常体力活动不导致疼痛加重，应激和精神紧张常加重病情。

4. 偏头痛的症状及分期是怎样的

答 （1）急性期症状：根据偏头痛国际诊断与分型，不同亚型偏头痛在急性期可表现为不同临床症状。①无先兆偏头痛：是最常见的偏头痛类型，发作期典型特征是单侧搏动性头痛，中度或重度头痛，伴恶心、呕吐、出汗、畏光、畏声等症状，因理化因素加重，睡眠和休息可以缓解；②先兆偏头痛：在头痛前有先兆症状，视觉先兆最为常见，多为暗点、闪光和黑蒙，部分有短暂的单眼盲或双眼的一侧视野偏盲。其他可有思睡、烦躁和偏侧肢体感觉或运动障碍。先兆症状持续10～20分钟，在头痛即将出现之前发展到高峰，消失后随即出现搏动性疼痛（多为一侧性，也可为双侧或交替性）。头痛的部位可以是眶上、眶后或额颞部，偶尔出现在顶部或枕部。性质多为钝痛，可以有搏动感，程度逐渐增强，达到最高峰后持续数小时或1～2天。头痛时常伴有面色苍白、恶心、畏光、出汗，重者伴有呕吐。

（2）间歇期症状：偏头痛在发作后可自行缓解，进入间歇期，表现为头痛在发作一定时间后缓解，大多数偏头痛患者在间歇期无症状，但也有少数患者仍伴随一些后遗症状，如疲劳、倦怠、易怒、不安、食欲差、注意力不集中、头皮触痛、欣快、抑郁或其他不适，后遗症状持续数小时至数天后缓解。

5. 非典型面痛会累及臂部吗

答 疼痛的部位主要限于一侧面部的某些区域，可以扩散到上、下颌，甚至比面、颈部更广泛的区域，如同侧软腭、顶枕部、颈肩部等，远远超过三叉神经分布的范围，但很少累及臂部。位置深在，不易定位。疼痛的性质为酸痛、灼痛或钻痛。疼痛的程度较重，情绪激动可加剧疼痛。疼痛呈持续性，每天均出现，持续整天或大部分时间。牙和颌面部手术及创伤可诱发疼痛。不伴随其他症状和体征。

6. 头痛有何伴随症状

答 （1）伴剧烈呕吐：多见于颅内压增高，头痛在呕吐后减轻者可见于偏头痛。

（2）伴眩晕：见于小脑肿瘤、椎—基底动脉供血不足等。

（3）伴发热：常见于感染性疾病，包括颅内或全身性感染。

（4）慢性进行性头痛出现精神症状：应注意颅内肿瘤。

（5）慢性头痛突然加剧并有意识障碍：提示可能发生脑疝。

（6）伴视力障碍：可见于青光眼或脑肿瘤。

（7）伴脑膜刺激征：提示有脑膜炎或蛛网膜下腔出血。

（8）伴癫痫发作：可见于脑血管畸形、脑内寄生虫病或脑肿瘤等。

7. 头痛时应做哪些检查

答 （1）内科及神经科检查：在医生面对患者的那一刻起检查就开始了。仔细地观察有助于判断患者的情绪、头痛程度及病史是否可靠。

内科体格检查包括：生命体征（尤其是血压和脉搏，发热者应测体温），体型，心、肺及腹部检查，皮肤检查。

神经系统检查主要有：精神状态，步态，脑神经，运动、感觉及反射系统。

头颅有无包块及压痛（包括鼻旁窦区），颞动脉有无增粗和压痛。偏头痛及紧张型头痛患者其头皮均可存在压痛。短颈或低发际提示颅底凹陷或小脑扁桃体下疝畸形。儿童应检查头围及囟门。颈椎有无压痛及活动度如何，有无脑膜刺激征。

（2）辅助检查

①影像学检查：CT 及 MRI 对肿瘤、血肿、梗死、脓肿、脑积水及多数脑膜炎都有诊断价值，MRI 对颅底、颅颈结合部、垂体腺、颈髓及神经根、脑膜及白质病变、低颅压伴随表现（硬脑膜强化、脑下陷、静脉扩张及硬膜下积液）的显示优于 CT，CT 对颅骨、眼球、鼻窦、面骨及颈椎骨异常的显示优于 MRI。MRA 及 CTA 是显示颅内外血管病变（闭塞、夹层、动脉瘤及动静脉畸形）的无创性检查方法，但颅内静脉窦血栓最好采用 MRV 方法。对于急性或外伤后头痛患者，需了解有无蛛网膜下腔出血和颅内出血，最好选用 CT，对亚急性和慢性头痛患者的影像学检查推荐 MRI。

头痛患者不必给予常规 X 线平片检查，只在急性头外伤或体格检查发现有不常见的骨骼异常时选用；鼻窦平片可显示感染、出血或肿瘤，但其价值较 CT 差；颈椎平片适用于枕颈痛患者，可了解有无颈椎间盘变性及椎关节病，颈椎的过伸过屈及齿状突平片可帮助除外韧带损伤和撕裂，颈椎的先天性异常可能伴有其他异常（如小脑扁桃体下疝畸形）。

对颞颌关节和牙齿的 X 线平片、CT 或 MRI 可除外有无相应部位病变所导致的疼痛。

②脑脊液检查：可测量颅内压，并可诊断或排除脑膜炎、脑炎、蛛网膜下腔出血、脑膜癌及淋巴瘤。对伴脑脊液淋巴细胞增多的头痛及神经功能缺失有确诊价值。

③电生理检查：脑电图仅对有痫性发作、晕厥或发作性意识障碍的头痛患者有帮助，多导睡眠图可发现头痛患者睡后有无睡眠呼吸暂停。

④其他检查：对怀疑脑血管异常所致头痛患者可选择脑血管造影检查。CT 脊髓造影和放射性同位素检查可确定有无脑脊液漏。巨细胞性动脉炎常有血沉增高，C- 反应蛋白及血小板计数也常增高。少数胰岛素瘤可表现为发作性头痛伴行为异常或意识障碍，其血清胰岛素水平增高，血糖降低。甲状腺功能减退者可有慢性头痛，需检测促甲状腺刺激激素及甲状腺素水平。青光眼性头痛患者需测眼压。

8. 脑神经痛、中枢性面痛及其他头痛的特点是什么

答 脑神经痛常见有三叉神经痛、舌咽神经痛、眶上神经痛、枕神经痛、带状疱疹性头面痛及疱疹后神经痛等，典型

表现为相应神经支配区发作性、短暂性刺痛，其部分相关神经有压痛，局部神经麻醉阻滞可暂时缓解疼痛。中枢性面痛常见有卒中后疼痛及多发性硬化引起的面部疼痛。

9. 偏头痛好诊断吗

答 对常见的偏头痛诊断并不困难，根据反复发作的头痛，部分患者有家族史和视觉先兆，大部分患者有恶心、呕吐等伴随症状，体检无特殊阳性体征，应用麦角胺制剂或其他止痛药物有效，即可诊断本病。如果通过各种辅助检查包括头颅CT、MRI 和 DSA 都无阳性发现，能排除其他脑器质性疾病，则诊断更明确。

10. 头痛需与什么疾病相鉴别

答 头痛应与头晕相鉴别。头痛和头晕都是常见的临床症状，头晕是患者出现了头胀、头昏、头重脚轻、脑内摇晃等症状。头晕多见于内耳疾病、高血压和神经系统病变。头痛指的是局限于头颅上半部的头部疼痛，多见于血管病变、颅内占位性病变和头部颈部神经病变。头痛和头晕可同时出现，也可单独出现。通过患者的症状描述和医生查体，不难鉴别。

11. 头痛的并发症有哪些

答 头痛可因损伤的性质而表现为不同的并发症。

（1）脑震荡后遗症的头痛，除头痛外，还有头晕、耳鸣、失眠、注意力不集中、记忆力衰退、精神萎靡或情绪易激惹等症状。

（2）自主神经功能紊乱的头痛，发作时疼痛明显，并伴有同侧瞳孔改变（先扩大后缩小）、眼睑下垂及面部多汗。

（3）精神性头痛则有精神过度紧张、抑郁等表现。

三、头面部疼痛的治疗与调护

1. 出现疼痛时应该怎么办

答 头痛的病因十分复杂，有些原发性头痛，不经治疗，病情会自行好转。而颅内病变等引起的头痛，是非常危险的信号，需要积极筛查病因，尽早治疗。

头痛仅仅是一个临床症状，能引起头痛的疾病有很多。当遇到头痛时，应该采取如下措施。

（1）若患者出现头痛的症状，不论头痛的部位、性质、头痛出现的时间、程度，都应该在医生的指导下进一步检查。由专科医师在进行详细的病史询问或体格检查后，判断头痛可能是由哪些疾病引起的，还需要进行哪些检查。

（2）在没有弄清楚引起头痛的病因之前，切忌盲目服用止痛药。如果头痛确实难以忍受，应由专科医师决定是否可以服药，服用哪些止痛药合适。

（3）在明确病因（找到了引起头痛的原因）后，止痛的关键是针对病因治疗，在此基础上才适当服用止痛药物。

2. 什么情况下必须马上就医

答 （1）外伤后头痛。

（2）突然发生的剧烈头痛。

（3）影响正常生活和工作的头痛。

（4）第一次出现的、越来越重的持续性头痛。

（5）头痛的同时伴有发热。

（6）伴有精神或神经症状的头痛。

（7）伴有惊厥的头痛。

（8）局限于某一特定区域的头痛。

（9）儿童、老年人反复发生的头痛。

3. 头痛时应就诊哪个科

答 头痛时应根据不同的表现就诊眼科、耳鼻咽喉科、心血管内科、神经内科、神经外科、疼痛科和骨科。

（1）眼周围及眼眶上方出现疼痛，并且伴有视力障碍者，应于眼科就诊。

（2）前额、面颊部疼痛，或颞侧疼痛，伴流脓性鼻涕、耳部流脓及听力下降者，应于耳鼻咽喉科就诊。

（3）慢性头痛合并高血压病史的，应于心血管内科就诊。

（4）突然发作的剧烈头痛伴有发热、呕吐、偏瘫、意识障碍，应于神经内科就诊。

（5）头部外伤引起的头痛不论有无出血均于神经外科就诊。

（6）与头部水平转动密切相关，伴头晕和手臂麻木者，

第一部分　头面部疼痛

可于疼痛科就诊。

（7）伴有大小便异常、肌力进行性下降者，应于骨科就诊。

4.就诊时应向医生叙述哪些病情

答 头痛的病史对头痛的诊断是非常重要的，许多头痛患者的体格检查、实验室检查和影像学检查都无异常，此时医生主要依靠病史做出诊断。所以患者就诊时应从以下几个方面详细地向医生叙述病情。

（1）头痛本身的特点：①头痛是由什么引起的；②头痛有多长时间了；③头痛的部位在哪儿，单侧或双侧，前部或后部，局部或弥散；④头痛是什么样的，如胀痛、跳痛、紧箍感、重压感、刺痛或电击样；⑤头痛是持续性的还是发作性的，如果是发作性的，多长时间发作一次，有无规律可循，每次发作可持续多长时间，每次发作是否有加重现象。

（2）加重、减轻或激发头痛的因素：①什么情况下容易发生头痛；②咳嗽、用力时头痛是否加重；③月经期头痛是否加重；④和饮食是否有关等。

（3）头痛伴随的症状：有无恶心、呕吐、眩晕、发热、发作性或持续性视力下降或减退、面色苍白、走路不稳、肢体瘫痪等症状。

（4）以前就诊情况：以前是否就诊过，做过什么检查，结果如何，医生做出过什么诊断，是否进行了治疗，治疗结果如何，目前是否服药，服药剂量如何，服药效果如何等。

5. 头痛患者如何治疗

答 头痛的治疗主要是针对病因进行治疗，目的是止痛、改善生活质量。临床中常以药物治疗为主，部分情况可能会进行手术治疗。

（1）家庭处理：保持安静、休息。轻微的头痛，排除器质性病变，无须特殊处理，可对症休息。休息可减少体力消耗，促进疾病治愈，因此患者应该注意休息，保持居室的安静。

（2）到院治疗：①一般治疗：祛除导致头痛的诱发因素，进行吸氧、监护、输液及对症治疗，同时要针对病因进行治疗。②药物治疗：镇痛药、非甾体类抗炎药如阿司匹林可通过抑制前列腺素的合成，影响外周受体和炎性递质的释放。阿司匹林、布洛芬和对乙酰氨基酚对于轻至中度头痛发作是首选的镇痛药。中枢止痛药以曲马多为代表，主要用于中、重度头痛和各种术后及癌性病变疼痛等。而晚期癌痛患者，可以选择杜冷丁（哌替啶）、吗啡等麻醉性镇痛药。③物理治疗：慢性头痛反复发作的患者，可以给予物理磁疗法、局部冷（热）敷等物理治疗，以控制头痛频繁发作。④手术治疗：对于颅内肿瘤、颅内蛛网膜囊肿、癫痫等疾病反复发作引起的头痛，有手术指征，可选择手术治疗。

6. 偏头痛的治疗原则是什么

答 （1）急性期治疗原则：终止头痛发作，缓解伴随症状，并兼顾精神症状和躯体症状。首先要消除危险因素，让患者放松和休息，然后针对头痛和伴随症状进行紧急镇痛和对症治疗，可采用针灸、神经调节技术和行为疗法。

（2）间歇期治疗原则：疾病管理、调理体质、预防头痛复发并兼顾精神症状。应鼓励患者记录偏头痛日记，观察各种诱发因素与偏头痛发作之间的关系，调整生活方式，给予行为疗法，减少偏头痛发作频率。基于中医"治未病"原则，针对患者中医体质，间歇期给予针灸疗法也有助于控制偏头痛发作。

7. 偏头痛发作期如何治疗

答 临床治疗偏头痛通常应在症状起始时立即服药。治疗药物包括非特异性止痛药，如非甾体类抗炎药和阿片类药物；特异性止痛药，如麦角类制剂和曲普坦类药物。药物选择应根据头痛程度、伴随症状、既往用药情况等综合考虑，可采用阶梯法、分层选药，进行个体化治疗。

8. 什么是偏头痛的预防性治疗

答 预防性治疗主要是减少或阻止偏头痛的发作。预防性治疗的目标包括降低偏头痛发作的频率和严重程度，增加急性发作对终止发作治疗的反应，改善生活质量。预防性治疗的指征为：①1个月内2次以上发作造成劳动力丧失持续3日以上；②1周需应用终止发作药物两次以上；③有用药禁忌证或对发作期治疗药物无效；④可能导致永久性神经功能缺损的特殊变异型偏头痛，如偏瘫性偏头痛、基底型偏头痛或偏头痛性梗死等。药物治疗应从小剂量单药开始，缓慢加量至合适剂量，同时注意不良反应。偏头痛发作频率降低 50% 以上可认为预防性治疗有效。有效的预防性治疗需要持续约 6 个月，之后可缓慢减量或停药。

9. 丛集性头痛急性期如何治疗

答 吸氧疗法为头痛发作时的首选治疗措施，约 70% 的患者给予氧气吸入可有效阻断头痛发作。舒马曲普坦皮下注射或经喷鼻吸入、佐米曲普坦经喷鼻吸入，可迅速缓解头痛，心脑血管疾病和高血压病是禁忌证。若吸氧或曲普坦类药物效果不佳或不耐受，可予利多卡因经患侧鼻孔滴入或双氢麦角胺静脉注射。

10. 什么是丛集性头痛的预防性治疗

答 急性期治疗并不能缩短丛集性头痛发作持续时间，也不能减少发作次数，因此一旦诊断为丛集性头痛应立即给予预防性治疗。预防性药物包括维拉帕米、糖皮质激素和锂制剂等。其他用于丛集性头痛的预防药物还包括托吡酯、丙戊酸、苯噻啶、吲哚美辛和褪黑素等。

11. 紧张型头痛如何治疗

答 （1）药物治疗：①对症治疗：发作性紧张型头痛，

第一部分　头面部疼痛

特别是偶发性紧张型头痛患者，适合对症治疗。治疗可采用非甾体类抗炎药如阿司匹林、对乙酰氨基酚等，可单一用药或采用复合制剂。但需注意切勿滥用镇痛药物，因其本身可引起药物过度使用性头痛。②预防治疗：对于频发性和慢性紧张型头痛应采用预防性治疗，包括三环类抗抑郁药如阿米替林、多塞平，也可试用5-羟色胺再摄取抑制剂，肌肉松弛剂如盐酸乙哌立松、巴氯芬等。

（2）非药物疗法：当药物有禁忌证或不能耐受时，或是孕妇及哺乳者，应首先考虑非药物治疗。松弛训练、认知行为治疗、控制疼痛训练等心理治疗可能有效，尤其是对于儿童青春期慢性紧张型头痛患者。针灸治疗也可能有效。物理治疗、经皮电刺激神经疗法联合电刺激神经递质调制（一种自动按摩、治疗性触摸、电刺激神经和牵伸的疗法）疗法也可以尝试。

12. 补充营养元素告别头痛困扰

答 头痛除了药物治疗以外，补充人体所需的营养元素也非常重要。

镁对保持神经细胞放松、解决神经递质和偏头痛的问题等都有帮助，可从全谷物（如藜麦）、深绿色叶菜类、豆类和坚果（如杏仁、腰果）中摄取。

维生素E有抗氧化、促进血液循环、缓解头痛的作用，可从坚果（如葵花籽）、水果（如奇异果）中摄取。

脱水可引致头痛，所以可准备适量的水在一天内有规律地喝完。

钾是一种电解质，缺钾时可引起头痛、呕吐、腹泻、剧烈运动等可导致钾的流失。钾可从番薯、香蕉、牛油果、西红柿中摄取。

　　核黄素补充剂虽不能减少疼痛和持续的时间，但能够帮助减少偏头痛的发作次数。核黄素可从绿色蔬菜、坚果和全谷物中摄取。

13. 如何预防偏头痛

　　答　（1）注意生活和心理卫生，劳逸结合。保持心情舒畅，避免淋雨受凉或太阳光持续暴晒。

　　（2）避免过多食用诱发偏头痛的食物，如酒类、巧克力、奶酪、动物内脏和柠檬汁等。

　　（3）服用预防偏头痛的药物，如苯噻啶和赛庚啶及中药。

14. 如何能缓解头痛

　　答　休息，尤其是睡觉，以及避免光、声的刺激常能减轻偏头痛。按摩、冰敷或热敷常能使紧张型头痛缓解。压迫眼球或同侧的颞动脉、局部的热敷或者冷敷可使丛集性头痛缓解。平躺常可使低颅压头痛缓解。

15. 头痛怎样预防

　　答　对于头痛的预防，除了预防头痛再发，还应预防头痛的基础疾病。具体预防方法：预防头痛的诱发因素，避免喝茶、喝咖啡、喝酒等，预防感冒。有颅内病变、颅脑损伤、颅外头颈部病变、头颈部以外躯体疾病，做好疾病控制，预防发生头痛。

16. 头痛的饮食禁忌包括什么

答 头痛的患者，应禁食可能导致头痛加重的食物，适当地补充营养素，促进头痛的恢复，对于有特殊基础疾病的患者，还应针对疾病，特别注意。

头痛应避免食用过油、过咸、高脂、辛辣刺激性食物，也不要吃容易引起胀气的食物，冰冷寒凉的食物也应该忌吃，以免加重头痛、头晕的症状。一些加工类食品、发酵食品、咖啡、茶等也应该尽量避免食用，以免导致头痛的加重。

应该补充的营养素主要有 B 族维生素、矿物质、维生素 C、维生素 E、卵磷脂、辅酶 Q_{10} 等，以此缓解头痛症状。

如有高血压、糖尿病的患者，诱发出现头痛，应选择低盐、低脂、糖尿病饮食。

17. 脑出血头痛怎样护理

答 头痛患者在生活上进行相应的护理，可以把诱发头痛的因素降到最低限度，以促进疾病的恢复。

日常护理：①一般护理：脑出血所致的头痛，头部稍抬高（15° ～ 30°），以减轻脑水肿；尽量少搬动患者，避免震动其头部；即使患者神志清楚，无肢体活动障碍，也必须绝对卧床休息 4 ～ 6 周，在此期间，禁止患者洗头、如厕、淋浴等一切下床活动；避免用力排便、咳嗽、打喷嚏，情绪激动，过度劳累等诱发再出血的因素。②饮食护理：给予清淡易消化、含丰富维生素和蛋白质的饮食，多食蔬菜水果；避免辛辣等刺激性强的食物，戒烟酒。③安全护理：对有精神症状的患者，应注意保持周围环境的安全，对烦躁不安等不合作的患者，床应加护栏，防止跌下床，必要时遵医嘱予以镇静；有记忆力、定向力障碍的老年患者，外出时应有人陪护，以防患者走失或其他意外发生。④环境护理：注意保持居家环境安静舒适，避免声、光刺激，减少探视，指导患者采用放松术减轻疼痛，如缓慢深呼吸、听轻音乐、全身肌肉放松等。

18. 头痛时如何进行病情监测

答 （1）头痛的观察：严密观察病情变化，关注头痛的程度、性质。

（2）意识障碍的观察：密切观察患者生命体征、意识、瞳孔、头痛、呕吐等变化并记录，10 ～ 30 分钟记录 1 次。若患者出现剧烈头痛、频繁呕吐呈喷射状、血压升高、脉搏变慢、呼吸慢且不规则、瞳孔不等大、极度烦躁、意识障碍加重等，提示有脑疝形成的可能，及时通知医师，准备好急救药品和器材，随时做好抢救准备。

（3）心理护理：关心患者，耐心告知病情，特别是绝对卧床与预后的关系，详细介绍头痛各项检查的目的、程序与注意事项，鼓励患者使其消除不安、焦虑、恐惧等不良情绪，保持情绪稳定，安静休养。

（4）特殊注意事项：头痛的原因很复杂，大部分患者在使用止痛药物治疗后，头痛症状会有所缓解，如果患者再次发作头痛，不应胡乱使用止痛药物，应该筛查头痛发作原因，避免掩盖病情。

第二部分

颈肩臂部疼痛

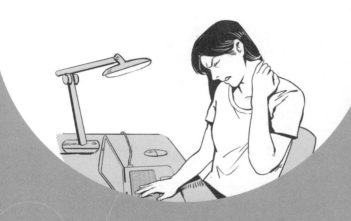

一、颈肩臂部疼痛的基本认识

1. 颈部都有哪些结构

答 头和身体相连的部分俗称"脖子"，也有叫"颈""项"等。脖子的结构非常复杂，其中颈椎承担全部头部重量，颈椎包括椎体、韧带、椎间盘、脊髓、神经根，以及关节突关节这些结构。在颈椎前侧还有气管、食管、颈动静脉，以及椎动静脉这些重要的结构。气管前方有甲状腺，还有众多的肌肉，肌肉外层是皮下组织及皮肤。

2. 脖子痛的原因有哪些

答 脖子痛也叫颈痛。脖子痛的原因常见以下几大类：①颈椎病：各种原因如长时间使用手机、电脑及高枕睡眠等使颈椎发生退行性改变，导致颈椎骨质增生，以及颈椎间盘突出，压迫到颈部神经、肌肉、韧带等就会产生脖子痛；②颈部肌肉劳损：是由于颈部软组织损伤，引起颈部肌肉创伤性无菌炎症而导致疼痛；③颈部外伤：如车祸、跌倒、撞击等，损伤到颈部肌肉、骨骼等而出现脖子痛；④落枕：当扭伤颈部、睡觉姿势不正确、突然受到风寒湿邪等入侵颈部而引起脖子痛。

3. 长时间伏案工作为什么容易引起脖子痛

答 以案头工作为主的职员或白领，或低头看手机时间过长的人群，会使肌肉长期处于紧张状态，精神压力大，交感神经兴奋也会导致肌肉紧张，肌肉紧张会造成血管收缩，血流量减少，从而肌肉供氧减少，缺氧引起乳酸等物质堆积，肌肉发生无菌性炎症，感到疼痛。

4. 了解颈椎结构

答 脊椎中最重要的就是颈椎，颈椎让头部能够前屈、后伸、左右侧屈和旋转，保证头部迅速捕捉必要的视、听、嗅觉等重要信息来保护身体，颈椎共7块椎骨，由椎间盘和韧带相连，这7块椎骨可以看作是7个带孔的积木，每两块积木之间都有一个软骨垫叫椎间盘，7块椎骨连接在一起就形成了一个管叫椎管，形成的孔叫作横突孔和椎间孔，椎管内有脊髓（传导人整个躯体感觉、运动的通路）通过，横突孔有椎动脉（向脑部供血的通路）通过，椎间孔有神经根（支配胳膊、手的感觉和运动）通过。

5. 肩部的结构是怎样的

答 肩部主要由肱骨、肩胛骨、锁骨组成，可进行上下、左右、前后、旋转等各种动作。这些动作的完成在于其周边各个关节的存在，肩关节活动范围很广，但结合处很浅，容易脱位，肩胛骨周围肌肉重合，与上半身一起连动，如果肩胛骨活动受损，可引起颈肩背部疼痛。

6. 颈部的骨骼与肌肉有哪些

答 控制颈部和手臂复杂运动的是与骨骼连动的多块肌肉，分"深层肌肉"和"浅层肌肉"，浅层肌肉有斜方肌、胸锁乳突肌、背阔肌等，深层肌肉有大菱形肌、小菱形肌、肩胛提肌等，长时间使用电脑和智能手机时，一直保持低头、身体前倾的姿势，深层肌肉和浅层肌肉也一直保持这种紧张状态，则会引起颈肩部的僵硬和酸痛。

7. 什么是颈椎病

答 颈椎病是指因颈椎间盘退行性改变及颈椎骨质增生，刺激或压迫了邻近的脊髓、神经根、血管及交感神经，并由此产生颈、肩、上肢的疼痛、麻木等一系列表现，分为5种类型：①颈型颈椎病；②神经根型颈椎病；③脊髓型颈椎病；④椎动脉型颈椎病；⑤交感型颈椎病。颈椎病患者往往同时患有两种以上类型的颈椎病。

033

8. 什么是肩袖

答 肩袖是肩峰与肱骨头之间的一个重要结构，它是由4个肌腱紧密相连组成，上面是冈上肌腱、后面是冈下肌腱和小圆肌腱、前面是肩胛下肌腱。这些肌腱包绕肱骨头，类似"袖口"，故名肩袖，是稳定肱骨头及盂肱关节活动的重要结构。

9. 什么是肩袖损伤

答 肩袖损伤包括急性创伤和慢性劳损性损伤两类。前者多见于青壮年，往往在体育运动或劳动作业中发生。后者则多发生于老年患者，在肌腱退变的基础上，劳损性损伤同样导致肌腱断裂。按其损伤程度可分为挫伤、不完全性断裂、完全性断裂3类。挫伤指肩袖受到挤压、撞击、牵拉造成肩袖肌腱水肿、充血乃至纤维变性。此种损伤一般是可逆性的。不完全性断裂是肩袖肌腱纤维的部分断裂。如处理不当将发展为完全性断裂。完全性断裂指肌腱的全层断裂，是肌腱的贯通性破裂。一般认为3周以内的损伤属于新鲜损伤，即急性期；3周以上属于陈旧性损伤。

10. 什么是肩关节周围炎

答 由于老年退行性改变及外伤劳损等因素，引起肩关节周围软组织的无菌性炎症，产生了以肩关节疼痛与运动功能障碍为主要症状的一组临床表现，简称肩周炎。广义的肩周炎包括肩峰下滑囊炎、冈上肌腱炎、肩袖撕裂、肱二头肌长头腱鞘炎、喙突炎、冻结肩、肩锁关节病变等多种疾病，狭义的"肩周炎"为"冻结肩"或"五十肩"的同义词。

11. 肩部疼痛是十分常见的症状，那肩部疼痛都有哪些原因

答 很多患者常常认为肩部疼痛是"肩周炎"，经过理疗、按摩等均不能见效，其实肩部疼痛并不等于"肩周炎"，那么常见的肩部疼痛都有哪些原因呢？首先，肩以外的因素可以引起肩部疼痛，如：脏器病变引起肩部疼痛：肺尖部肿瘤、横膈下病变（如肝脏脓肿、胆囊炎等）；颈源性疾病：颈椎病也可以引起肩部疼痛。其次，系统性疾病可以引起肩部疼痛，如风湿性关节炎，肩部疼痛可以是首发症状或者和其他关节疼痛同时存在。最后，肩部本身病变可以引起肩部疼痛，如肩部炎症（化脓性关节炎、冻结肩、钙化性肌腱炎等）、损伤（如肩峰撞击综合征、肩袖撕裂、肱二头肌肌腱炎或断裂、肩锁关节损伤及脱位）等很多原因。因此，肩部疼痛不等于"肩周炎"，患者一定要到医院接受正规的诊治，以免延误病情。

12. 肩关节最怕四个"敌人"

答 肩关节是全身最灵活的关节，也是最容易"累"的关节之一。肩关节最怕的四个"敌人"是：①长时间保持一个

固定姿势，这会使颈肩部位的肌肉一直处于紧张的状态，得不到放松，而出现肩膀酸胀、疼痛；②猛提重物，外来暴力牵拉，可能造成急性肩袖撕裂；长期打网球、棒球的人，慢性肩袖劳损比较常见；③肩周炎：50 岁左右是肩周炎高发期，如果颈肩部夜间疼痛、上举手臂疼痛、肩关节活动受限，且在劳累、受凉后出现，那很有可能是肩周炎；④颈椎病：颈椎与肩膀相邻，因此颈椎病发作时，颈椎和肩膀酸痛常结伴出现。此外，如果颈椎病较严重，压迫了神经根，还可能出现肩膀或手臂麻木。

　　需要注意的是，中老年人肩痛最常见的原因是肩周炎，但肩周炎和肩袖损伤比较难鉴别，最好先到医院确诊，以免自作主张，耽误治疗。

二、 颈肩臂部疼痛的诊断

1. 颈型颈椎病有什么症状？X线检查有何表现

答 多见于青壮年，颈部感觉酸、痛、胀等不适，个别
患者可出现颈部僵硬、活动受限或肩部及上肢麻木。查体可有
局部压痛点。X线平片可见颈椎生理弯曲变直，有轻中度颈椎
退变征象。

2. 内脏器官为什么会引起颈肩部疼痛

答 颈肩背部有时会出现疼痛和不舒服感，多数是由于
肌肉疲劳和血管痉挛所致，但有时也可能隐藏着危及生命的重
大疾病。比如，心肌梗死和心绞痛时会引起左肩部疼痛；肝
脏、胆囊等器官疾病发作时会出现右肩部或背部疼痛，所以出
现颈肩背部的疼痛持续不缓解的情况时要尽快就医检查。

3. 神经根型颈椎病是怎么引起的？有何表现

答 引起神经根型颈椎病的病因主要是椎间盘向后外侧

突出引起对相应神经根的刺激或压迫。患者表现为一侧颈肩上肢反复发作的疼痛、麻木，仰头、咳嗽时加重，严重者出现手指麻木、活动不灵、精细动作困难。

4. 脊髓型颈椎病有何表现？ X线检查有何表现

答 多数以病程较长及进行缓慢为特点，由远及近发展的肢体麻木、无力、步态笨拙及易摔倒、双足有踩棉花感觉，颈后伸时易引起四肢麻木。X线示某椎间隙变窄，椎体前后缘明显骨质增生。

5. 椎动脉型颈椎病有何表现？ 椎动脉造影可发现什么

答 椎动脉型颈椎病主要表现为转头时出现眩晕，在突然转动头颈部时可能发生发作性猝倒，倒地后体位改变则立即清醒。可同时伴有头痛（多为颞部呈跳痛或刺痛）、视觉障碍、耳鸣、耳聋、恶心、呕吐等其他各种症状。该型患者椎动脉造影可发现椎动脉狭小扭曲，脑血管超声显示椎基底动脉供血不足。

6. 交感型颈椎病症状会累及其他系统吗

答 由于颈椎旁的交感神经受到刺激可累及多个系统，症状主要有：头部发沉，记忆力减退，视力、听力下降，血压升高，胸闷，心悸，心前区疼痛（颈性心绞痛——特点为与颈部活动相关的持续性钝痛，服用硝酸甘油等扩冠脉药不能缓解，心电图检查无心肌缺血改变）。

7. 当心这几种肩痛都不是肩周炎

答 生活中，肩膀痛经常被人们认为是得了肩周炎，但现代医学的发展告诉我们，大部分肩膀痛不是肩周炎！而是由肩袖损伤、肩峰撞击症、肩关节不稳、冈上肌腱钙化、SLAP损伤等十余种不同疾病引起，每一种病都有不同的治疗手段，有不同的运动锻炼方法和禁忌动作。由于肩关节疼痛的鉴别诊断本身就非常困难，没有受过肩关节外科专门训练的医生缺乏诊断把握。肩周炎这个诊断已经被滥用多年，它就像个垃圾桶，所有搞不懂的肩关节疼痛，统统都扔到肩周炎这个垃圾桶里，这就造成了许多的漏诊、误诊和误治。比如肩峰撞击症和冻结肩的某些功能锻炼是相反的，如果按照冻结肩那样"拉吊环、爬高、甩手臂"锻炼，就可能造成肩袖撕裂的严重后果。

8. 教你如何判断肩周炎

答 （1）肩部疼痛：起初肩部呈阵发性疼痛，肩痛昼轻夜重，多数为慢性发作，以后疼痛逐渐加剧或钝痛，或刀割样痛，且呈持续性，气候变化或劳累后，常使疼痛加重，疼痛可向颈项及上肢扩散。

（2）肩关节活动受限：患肩向各方向活动均可受限，尤其是外展、上举、内外旋更为明显，这是由于长期失用引起关节囊及肩周软组织的粘连，使肩关节各方向活动受限。

（3）怕冷、有压痛：许多患者的肩部怕冷，即使在夏天肩部也不敢吹风；患肩周围可触到明显的压痛点，压痛点多在肱二头肌长头腱沟、喙突、冈上肌附着点等处。

（4）肌肉痉挛与萎缩：三角肌、冈上肌等肌肉早期可出现痉挛，随着病情进展可出现失用性肌萎缩，出现肩峰突起、上举不便、后弯不利等典型症状，此时疼痛症状反而减轻。

9. 肩周炎为什么夜晚最痛

答 肩关节内的无菌性炎症代谢产物刺激痛觉神经引起疼痛；同时，局部的充血、水肿压迫和牵张末梢神经加重疼痛。当夜晚休息时，骨骼肌处于静息状态，小血管平滑肌紧张性较高，血流阻力较大，血流量较白天更少，肩关节炎症区供血量更少时，炎症的代谢产物不能被迅速运走和稀释、分解，在局部越聚浓度越高，对痛觉神经的刺激也越强，同时这些代谢产物的浓度增高，使局部肿胀瘀滞越重，牵张压迫也越强烈，所以夜晚时，病变区疼痛会加重。

此外，夜晚环境影响小，患者的注意力更容易集中在肩部的疼痛上，这也是夜晚疼痛最重的一个原因。

10. 肩周炎与肩袖损伤大不同

答 肩周炎和肩袖损伤是人们最常遇到的肩部疼痛疾病，两种疾病都有肩痛症状，最易被大众混淆甚至被误诊，而两种疾病的治疗方法恰恰相反，一个要动，一个真的不能随便动。所以明确肩部疼痛原因十分重要。

两者疼痛部位不同：肩周炎常表现为整个肩膀痛，并没有固定的压痛点；肩袖损伤有明显的压痛点，常见于肩前方痛，受伤前肩部无疼痛，受伤后肩部一时性疼痛，隔日加剧，夜间或活动后症状加重。

两者活动度的不同：肩周炎主动活动和被动活动范围相近，而且存在各个方向的活动受限；肩袖损伤主要是主动上举不便，外展无力，但其被动活动范围无明显受限。

11. 三种肩部疼痛可能是大病的征兆

答 左肩部疼痛可能是心脏病，当心脏出现问题时，可能会反射性地引起左肩部疼痛。如果是活动时出现，呈阵发性、有规律的左肩痛，建议到医院排查心脏疾病。右肩部疼痛可能是胆囊炎，急性胆囊炎可刺激右膈神经末梢，出现右肩部皮肤反射性疼痛。右肩部疼痛难以缓解时，应及时到医院做彩超检查，看看是否有胆囊炎。不明原因的疼痛可能是肿瘤，肩部莫名疼痛找不到原因，有可能是肿瘤导致的。当颈肩部出现莫名的强烈痛感时，不要错以肩周炎对待，可到医院做进一步排查。

12. 肩关节弹响是怎么回事

答 肩关节弹响和其他关节弹响类似，也分为生理性关节弹响和病理性关节弹响。生理性关节弹响主要是由于关节腔内负压、生物力线不对、滑液分泌不足等原因导致，一般情况下生理性关节弹响为关节腔内无痛的爆裂样响声，通常见于关节突然前引或者曲折时，短时间内不会有频繁的响声，响声比较单一、清脆；弹响时及过后不会有疼痛或者明显不适感，有时反而会感觉到轻松。如果关节弹响带来不适，响声频繁，或者伴有明显疼痛等则考虑为病理性关节弹响，应当及时就医，明确原因。

13. 什么是肩关节镜

答 关节镜是应用于关节的一种内镜。关节镜应用于人体各关节伤病的检查诊断与治疗，即称为关节镜术。20 世纪 70 年代以后关节镜设备与技术的研究和应用在国际上逐渐进入新的阶段，关节镜的应用范围发展到膝、肩、肘、踝、腕、髋关节，足与手部的小关节，椎间关节及关节外手术。20 世纪 80 年代后期，肩关节镜不只是用于提高诊断水平，更多地开始开展镜下治疗，肩关节镜技术可以直视下观察肩关节内部及肩峰下的一些病变以明确诊断，弥补了传统 X 线、CT、MRI 的不足，并可直接在镜下进行手术或指导切开手术方法的选择。在肩关节镜下进行手术，保持关节原有的解剖生理结构，创伤小，准确率高，且术后恢复快。肩关节镜技术已经成为许多肩关节疾病如肩关节盂唇撕裂、肩袖疾病、肩关节不稳等的最佳诊疗方法。

14. 肩关节镜的适应证包括什么

答 肩关节镜包括诊断性关节镜检查和治疗性关节镜手术。适应证：①肩关节紊乱症：怀疑盂唇损伤者；②顽固性肩峰下疼痛或功能障碍：怀疑冈上肌腱上表面部分撕裂或肩峰下滑囊病变者；③非典型性肩关节疼痛：怀疑软骨损伤或软骨性游离体者；④对肱二头肌长头肌腱的损伤，关节镜能做出准确的判断；⑤既往肩关节手术失败者，其手术过的肩关节，MRI检查常有异常信号，判断肩关节病损非常困难，用肩关节镜可以全面判断肩关节情况。

043

三、颈肩臂部疼痛的治疗与调护

1. 颈椎病都有哪些治疗方法

答 得了颈椎病往往要接受综合治疗，分为手术和非手术疗法。非手术疗法包括牵引、制动、理疗、传统推拿、针灸等，还有药物治疗、微创介入治疗等；当颈椎病发展到一定程度就要接受手术治疗。

2. 如何治疗肩周炎

答 肩周炎是一种具有自愈倾向的自限性疾病，经过数月乃至数年，炎症逐渐消退，症状得到缓解，但多数患者遗留一定的残疾。原发性粘连性肩关节囊炎的患者应该得到个体化的治疗。保守治疗时可供选择的方法有：口服非甾体类抗炎药，必要时添加其他止痛药；关节内注射皮质类固醇药物；进行理疗、康复及运动疗法等。手术治疗方法有关节镜下关节囊松解、切开关节囊松解术。关节镜下微创粘连松解术是目前治疗 2～3 期肩周炎的先进方法，具有微创、无痛、恢复快的优点。

3. 治疗肩周炎宜早不宜迟

答 很多肩周炎在疾病初期疼痛一般都比较轻、范围也较小，往往只是某个部位阵发性疼痛，这时采用相应的治疗手段，短期内即可有明显的治疗效果，患者痛苦也会减少；如果贻误治疗时机，随着时间推移，疾病发展，慢慢可发展为大范围的疼痛，有的患者甚至夜不能寐，尤其是在天气寒冷的季节，受冷风刺激就会使病患处又凉又痛，不但增加了治疗难度，而且治疗效果也会降低。

4. 肩周炎的手术指征有哪些

答 对于肩周炎冻结期的患者，特别是伴有严重关节挛缩及关节活动功能障碍，经非手术治疗无明显改善者，可以考虑外科手术治疗。其指征为：①经过 6 个月以上正规非手术治疗（包括药物、理疗、体疗、封闭等），肩关节功能障碍无明显改善者；②肩部持续性顽固性疼痛，特别是夜间持续疼痛而不能入睡，严重影响睡眠，影响日常生活和工作，超过 6 个月者；③肩关节严重挛缩，活动范围上举角度小于 120°，旋转角度小于 15° 者；④ X 线平片上可见肩肱骨大结节密度减低或囊性改变，肩关节造影可见肩关节明显缩小者；⑤由于治疗失误，导致肩关节挛缩状态持续 6 个月以上者。

5. 什么是肩关节注射治疗

答 肩关节注射治疗是将治疗药物经特定穿刺技术准确输注到肩关节腔及（或）周围软组织病变位置，达到药达病所，治疗疾病的目的。肩关节体表标志大多位置表浅，有经验的医师可在盲穿下安全、有效地实施肩关节注射术，超声引导下肩关节注射可实时显示注射目标及穿刺针头位置，引导穿刺针准确到位，并观察到注射药物分布情况，同时有效避免穿刺造成的血管、神经损伤。其治疗目标为减轻肩关节疼痛，改善患者关节活动度，恢复关节正常活动功能。

6. 肩关节神经阻滞治疗用药与疗程是怎样的

答 目前神经阻滞疗法治疗肩关节痛的注射部位及药物种类繁多。单就药物注射种类而言，糖皮质激素配伍局部麻醉药是国内外采用最为广泛的药物配伍方式。使用糖皮质激素治疗时被认为在 16 周内可以进行多次注射，注射间隔为 2 ～ 6 周。注射总次数建议不大于 3 次，最多不超过 6 次。

7. 肩周炎的常见误区

答 （1）忍忍就过去了：很多患者认为肩周炎虽然疼痛，但是不影响日常生活，忍忍就过去了。这种想法是非常错误的，通常疼痛的出现是一种预警信号，所以一定要予以重视，尽早诊断治疗。

（2）自行用药，盲目治疗：有些肩周炎患者在具体病情并不清楚的时候，就自行服用止痛药物治疗，这样很有可能会掩盖病情，延误治疗时机。

（3）盲目锻炼，加重损伤：很多肩周炎患者盲目听从周围人所谓的经验，开始进行"拉吊环""抡胳膊"等锻炼，但结果往往事与愿违，症状反而持续加重。

（4）不愿配合坚持治疗：很多患者在治疗稍有好转时就停止治疗，殊不知肩周炎的病程时间较长、病情复杂、容易反复，并非一朝可治愈的。在有了一定的疗效后，建议患者多一点耐心，继续治疗、巩固效果、减少复发的概率。

8. 什么是"网球肘"和"高尔夫球肘"？如何治疗

答 "网球肘"又称肱骨外上髁炎，多见于网球、羽毛球运动员，搅拌工及家庭主妇也常见。肱骨外上髁部位明显疼痛及压痛，握拳伸腕和旋转前臂时疼痛加重。

"高尔夫球肘"又称肱骨内上髁炎，多见于棒球和高尔夫球运动员。肱骨内上髁部位疼痛和压痛。前臂外旋、腕关节背伸时，使肘关节伸直可引起局部疼痛加剧。

轻者可采取上臂限制活动、局部注射治疗或理疗等措施，保守治疗无效者可手术治疗。

9. 什么是腱鞘炎和腱鞘囊肿？如何治疗

答 腱鞘炎是由于手指和腕部长期过度劳损，肌腱在腱鞘内过度摩擦，引起局部水肿、增生、肌腱变粗、管壁增厚、粘连，关节附近的腱鞘内慢性炎症改变，产生局部疼痛与功能障碍。病变手指活动受限、疼痛，屈指可发生弹响。滑囊液体增多而形成腱鞘囊肿。腱鞘炎治疗可局部制动、将局麻药及糖皮质激素准确注入腱鞘内，有功能障碍者，可行腱鞘切开术或用小针刀疗法切开松解腱鞘。腱鞘囊肿的治疗可以局部麻醉后穿刺抽液，局部注入糖皮质激素，也可行囊肿切除术。

10. 什么是腕管综合征？如何治疗

答 腕管综合征多见于过度使用指端和手腕的人，比如打字员、超市收银员、汽车组装人员、缝制业人员等。腕管位于手腕的桡侧，是腕骨和屈肌支持带围成的狭窄管状神经通路，内有正中神经通过。正中神经支配拇指、示指、中指、无名指桡侧区域的感觉。由于过度使用手腕或手腕外伤等原因，会出现正中神经受压、手指麻木的现象，严重者上肢、肩部都会出现疼痛、麻木。为改善这些症状，手腕需要休息，早期患者采用非手术疗法，局部腕管内注射类固醇药物，应用止痛药等，上述治疗无效者需行手术治疗。

11. 什么是神经阻滞疗法

答 神经阻滞疗法就是在疼痛的部位注射局麻药，以短暂解除疼痛的方法。如果疼痛保守治疗效果不佳，可考虑此种方法。持续性酸痛、血流不畅会导致疼痛进一步加重，因此即使短暂性地解除疼痛，对于阻断疼痛的恶性循环也是十分重要的。颈肩部的神经阻滞有以下几种：①触发点阻滞：最常用，在压痛点和自发性疼痛部位注射局麻药；②硬膜外阻滞：从颈部等身体后侧的脊椎间隙进针，在包裹脊髓的硬膜外空间（硬膜外腔）注射局麻药；③神经根阻滞：确定引起疼痛的神经根，在 X 线引导下注射局麻药和抗炎药；④星状神经节阻滞：在靠近喉部的星状神经节附近注射局麻药物，此处是交感神经聚集处，减弱交感神经功能可缓解肌肉紧张，改善血液循环。

12. 医院主要的处方镇痛药物包括什么

答 对于颈肩上肢疼痛的药物疗法主要包括抗炎镇痛药、缓解肌肉紧张和轻度镇痛效果的抗胆碱药。常用药物包括：①非甾体抗炎镇痛药：应用最广泛，可以消炎、缓解疼痛。有内服、栓剂、贴剂、涂剂等多种，不良反应有胃痛、食欲缺乏等消化道症状和肝肾损害。如布洛芬、双氯芬酸钠等。② COX-2 选择性阻断药：也属于非甾体抗炎镇痛药，但镇痛效果好，不良反应小，不易损害胃肠黏膜。如艾瑞昔布、塞来昔布等。③对乙酰氨基酚：有解热镇痛作用，对轻中度疼痛有效，抗炎作用不是很强，主要不良反应有胃肠功能损害、肝损害等。④牛痘疫苗接种家兔炎症皮肤提取物：活化抑制疼痛的神经以缓解疼痛，除了外伤和炎症性疼痛，对慢性疼痛和神经病理性疼痛也有效，不良反应较小，有时会有皮疹、食欲缺乏、恶心等症状。⑤阿片类：镇痛作用强，主要用于癌痛和术后镇痛，也用于部分慢性疼痛患者，主要不良反应有便秘、头晕、困倦等。⑥骨骼肌松弛药：既可以缓解肌肉紧张，也可以缓解疼痛，有缓解肌肉痉挛、扩张血管，易将肌肉内疲劳物质排出的作用，可用于伴随头痛的肩部酸痛、肩周炎等疾病，不良反应有头晕、无力等。⑦维生素类：主要有B族维生素和维生素E。主要作用于肌肉和神经，缓解疼痛，也可用于促进末梢神经的修复。

13. 几种肩周炎常见的锻炼方法

答 （1）手指爬墙：患者面对墙壁站立，用患侧手指沿墙缓缓向上爬动，使上肢尽量高举，到最大限度，然后再徐徐向下回原处，反复进行，逐渐增加高度。

（2）头枕双手：患者仰卧位，两手十指交叉，掌心向上，放在头后部（枕部），先使两肘尽量内收，然后再尽量外展。

（3）旋肩：患者站立，患肢自然下垂，肘部伸直，患臂由前向上向后画圈，幅度由小到大，反复数遍。

（4）体后拉手：患者自然站立，在患侧上肢内旋并向后伸的姿势下，健侧手拉患侧手或腕部，逐步拉向健侧并向上牵拉。

14. 这些好习惯能保护肩关节

答 （1）肩膀要热养：在空调房或天气冷的时候要避免肩部受凉；洗澡时用热水冲大椎穴（低头时，脖子后最突出部位）5分钟左右，能起到类似温灸的作用，促进肩部血液循环。

（2）背包别太重：背包过大、过重容易导致背部肌肉受力不均，造成脊椎和腰部劳损，出现颈肩和腰背酸痛，甚至"高低肩"。因此，背包最好选择双肩背。

（3）常按后溪穴：小肠经上的后溪穴，可治疗颈、肩、腰等部位疾病，无论是工作还是休息，可随时按摩。位置：微微握拳时，在小指的掌指关节旁的凹陷处。按摩方法：坐在桌子前，把双手后溪穴贴在桌沿上，轻松地来回滚动，穴位上会有一种轻微的酸痛，每天 3 ～ 5 分钟即可。

第三部分

胸背腰部疼痛

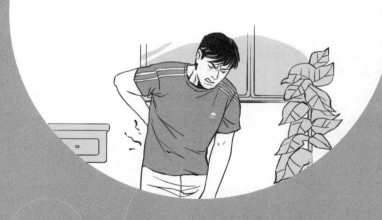

一、胸背腰部疼痛的基本认识

1.胸痛是怎么引起的

答 胸痛是临床上常见的症状，主要由胸部疾病所致，少数由其他疾病引起。胸痛的程度因个体痛阈的差异而不同，与疾病轻重程度不完全一致。任何炎症、外伤、肿瘤、缺血、血管痉挛及其他理化因素造成的组织损伤，刺激肋间神经的感觉纤维、脊髓后根传入纤维、支配心脏及主动脉胸段的感觉纤维、支配气管与支气管及食管的迷走神经纤维，或膈神经的感觉纤维等，均可引起胸痛。

2.不同年龄段的胸痛考虑的疾病一样吗

答 青壮年胸痛多考虑结核性胸膜炎、自发性气胸、心肌炎、心肌病、风湿性心瓣膜病，40岁以上则需注意心绞痛、心肌梗死和支气管肺癌。

3. 如何判断胸痛的部位

答 大部分疾病引起的胸痛常有一定部位。例如胸壁疾病所致的胸痛常固定在病变部位，且局部有压痛，若为胸壁皮肤的炎症性病变，局部可有红、肿、热、痛表现；带状疱疹所致胸痛，可见成簇的水疱沿一侧肋间神经分布伴剧痛，且疱疹不超过体表中线；肋软骨炎引起胸痛，常在第一、第二肋软骨处见单个或多个隆起，局部有压痛，但无红肿表现；心绞痛及心肌梗死的疼痛多在胸骨后方和心前区或剑突下，可向左肩和左臂内侧放射，甚至达无名指与小指，也可放射于左颈或面颊部，误认为牙痛；夹层动脉瘤引起的疼痛多位于胸背部，向下放射至下腹、腰部与两侧腹股沟和下肢；胸膜炎引起的疼痛多在胸侧部；食管及纵隔病变引起的胸痛多在胸骨后；肝胆疾病及膈下脓肿引起的胸痛多在右下胸，侵犯膈肌中心部时疼痛放射至右肩部；肺尖部肺癌（肺上沟癌、Pancoast 癌）引起的疼痛多以肩部、腋下为主，向上肢内侧放射。

4. 疾病不同，胸痛的性质也不同

答 胸痛的程度可呈剧烈、轻微和隐痛。胸痛的性质多种多样。例如带状疱疹呈刀割样或灼热样剧痛；食管炎多呈烧灼痛；肋间神经痛为阵发性灼痛或刺痛；心绞痛呈绞榨样痛并有重压窒息感；心肌梗死则疼痛更为剧烈并有恐惧、濒死感；气胸在发病初期有撕裂样疼痛；胸膜炎常呈隐痛、钝痛和刺痛；夹层动脉瘤常呈突然发生胸背部撕裂样剧痛或锥痛；肺梗

死也可突然发生胸部剧痛或绞痛，常伴呼吸困难与发绀。

5. 影响胸痛的因素有哪些

答 心绞痛常于用力或精神紧张时诱发，呈阵发性，多数 1 ~ 5 分钟，含服硝酸甘油迅速缓解；心肌梗死常呈持续性剧痛，含服硝酸甘油仍不缓解；心脏神经症所致胸痛则常因运动反而好转；胸膜炎、自发性气胸、心包炎所致胸痛常因咳嗽或深呼吸而加剧；胸壁疾病所致胸痛常于局部压迫或胸廓活动时加剧，局部麻醉后疼痛即缓解；食管疾病所致胸痛常于吞咽食物时发作或加剧；脊神经后根疾病所致疼痛则于转身时加剧；过度换气综合征所致胸痛用纸袋回吸呼气后疼痛可缓解。

6. 什么是腰背痛

答 腰背痛是临床常见的症状之一。许多疾病可引起腰背痛，局部病变引起者占多数，可能与腰背部长期负重，其结构易于损伤有关。邻近器官病变波及或放射性腰背痛也很常见。

腰痛是指下背部、腰骶一侧或双侧的疼痛，需注意，腰痛不是疾病的名称，而是一些疾病的症状。腰痛是导致世界范围内职业性残疾和误工的主要原因。随着人口老龄化和越来越多的人群生活工作习惯变得更倾向于坐下来，腰痛的情况越来越普遍。流行病学研究认为，每个人一生当中腰痛的发病率为69% ~ 90%，这可能与腰椎活动度较大有关。

7. 什么是腰椎间盘突出症

答 腰椎间盘突出症是指腰椎间盘发生退行性改变以后，在外力作用下，纤维环部分或全部破裂，单独或连同髓核、软骨终板向外突出，刺激或压迫窦椎神经、神经根或脊髓引起的以腰腿疼痛麻木为主要症状的一种病变。常见于 30 ～ 55 岁的青壮年；60% 的患者有腰扭伤史，多数患者既往有腰痛史。特殊职业，如长期坐位工作、驾驶员等有易患该病的倾向。

8. 患有腰椎间盘突出症，腰椎活动受限吗

答 腰椎在各个方向上均有不同程度的活动受限。由于腰椎间盘突出的类型不同，腰椎侧弯的程度不同，活动受限的程度也不同。一般来讲，前屈后伸运动受限明显，有脊柱侧弯的患者向凸侧弯曲的活动受限明显。

9. 什么是棘上韧带损伤

答 棘上韧带损伤也称棘上韧带炎，是引起腰和背部疼痛的常见病因之一。多发于青壮年体力劳动者及伏案工作者。

10. 弯腰搬移重物时会造成棘间韧带损伤吗

答 当人体过度弯腰搬移重物时，由于此时骶棘肌处于松弛状态，失去对腰棘间韧带的保护（人体主要靠臀部肌肉和

大腿后部肌肉的收缩，以腰椎为杠杆，腰骶关节为支点将重物提起），使力点全部落于韧带上，这样就导致棘间韧带的损伤，伤后久治未愈而形成慢性腰痛。

11. 食管黏膜病变引起胸痛的常见原因是什么

答 在食管黏膜病变中，胃食管反流是造成食管源性胸痛的最常见原因，其他原因依次为感染性疾病、全身性疾病、物理因素和外伤所引起的食管黏膜病变。

12. 什么是肋间神经痛？什么原因引起的

答 肋间神经痛是指胸神经根或肋间神经由于不同原因的损害而发生的一种胸部肋间呈带状区疼痛的综合征。本病病因尚未十分明确，大多数的肋间神经痛为继发性，常与上呼吸道感染、寒冷、潮湿、外伤，以及肋间部软组织的纤维组织炎、肿瘤、脓肿及转移癌的局部刺激等原因有关。

二、 胸背腰部疼痛的诊断

1. 胸痛的伴随症状有哪些

答 气管、支气管、胸膜疾病所致胸痛常伴咳嗽；食管疾病所致胸痛常伴吞咽困难，于吞咽食物时发作或加剧；肺结核、肺梗死、原发性肺癌所致胸痛常伴有咯血；心绞痛、心肌梗死常伴有高血压和（或）冠心病病史；大叶性肺炎、自发性气胸、渗出性胸膜炎、过度换气综合征等所致胸痛常伴有呼吸困难。

2. 腰背部疼痛可继发于牵涉痛

答 腰背部疼痛可以继发于牵涉痛。腹膜后病变，如泌尿系结石、转移性肿瘤、盆腔、女性器官、直肠等病变引起的疼痛信号传至脊髓节段，引起背部疼痛。

3. 消化系统疾病也可引起腰背痛

答 消化道及脏器的传入纤维与一定皮肤区的传入纤维

进入相同的脊髓段，内脏传入疼痛感觉刺激了皮肤区的传入纤维，引起感应性疼痛；胃、十二指肠溃疡，后壁慢性穿孔时直接累及脊柱周围组织，引起腰背肌肉痉挛，出现疼痛；上腹部疼痛的同时，可出现下胸上腰椎区域疼痛；急性胰腺炎常有左侧腰背部放射痛；1/4 的胰腺癌可出现腰背痛，取前倾坐位时疼痛缓解，仰卧位时加重；溃疡性结肠炎和克罗恩病，在消化道功能紊乱时，常伴有下腰痛。

4. 盆腔器官疾病会引起腰骶部疼痛吗

答 男性前列腺炎和前列腺癌常引起下腰骶部疼痛，伴有尿频、尿急、排尿困难；女性慢性附件炎、宫颈炎、子宫脱垂和盆腔炎等可引起腰骶部疼痛，且伴有下腹坠胀感和盆腔压痛。

5. 腰肌劳损有何表现

答 腰肌劳损表现为腰骶酸痛、钝痛，休息时缓解，劳累后加重。特别是弯腰工作时疼痛明显，而伸腰或叩击腰部时疼痛可缓解。

6. 各项检查在胸痛的诊断中都起着怎样的作用

答 根据胸痛的临床表现、体检及辅助检查确定诊断思路。胸壁炎症或外伤，由望诊、触诊即可确定。胸内脏器病变常需进行仔细的体格检查，如心包炎、肺炎、胸膜炎、气胸等。X线检查对胸壁、肺内病变及肿瘤的诊断有价值；心电图对心肌缺血、急性心肌梗死有帮助；心血管造影可看到主动脉瘤的部位、形态及其周围组织受压情况；纤维支气管镜和食管镜检查可判断支气管、食管内有无异物、肿瘤或其他异常；超声检查对肝脓肿、包裹性胸腔积液定位最有帮助；放射性核素肺扫描对肺梗死的诊断有价值；超声心动图能直接看到心脏解剖结构和功能变化，对各种瓣膜病的鉴别以及心房肿块、心包积液的诊断有帮助；胸部CT扫描、磁共振显像可发现X线胸片不能显示的小肿瘤，如脊柱旁、心脏后和纵隔病灶，加用增强剂可显示主动脉瘤、夹层动脉瘤和心室壁瘤。血常规检查、血液生化检查等也对有关疾病的诊断有帮助。心血管疾病多有高血压、心脏病病史，疼痛多位于胸骨后或心前区，少数位于剑突下，并可向左肩放射，常因体力活动诱发或加剧，休息后可好转或终止，心脏听诊可发现心音、心率、心律有异常改变，部分可闻及心脏杂音，心电图多有异常。呼吸系统疾病多由于病变累及壁胸膜而引起胸痛，胸痛常因咳嗽或深呼吸而加剧，多伴有咳嗽和（或）咳痰，胸部体检和X线检查常可发现病变性质及部位。

7. 腰椎间盘突出症有何表现

答（1）腰痛。

（2）神经性间歇性跛行。

（3）一侧或双侧下肢放射痛。

（4）下肢麻木或感觉异常和肌肉麻痹。

（5）严重者出现大小便功能障碍。

8.胸神经根性疼痛有何特点

答 疼痛沿神经后根感觉分布区放散为主要的症状，常有扭伤或过度负重的病史，疼痛以夜间明显，主要分布在背部、肩胛骨之间的区域。严重的患者疼痛可向相应的肋间、腹部或内脏区放散。疼痛性质可以是钝痛、刺痛或烧灼性疼痛等。活动、咳嗽、打喷嚏、用力均可导致疼痛加重。

9.腰椎间盘突出症患者的腰痛有什么特点

答 腰椎间盘突出症大多数患者均有下腰痛，并且为先腰痛后腿痛，部分患者为腰腿痛同时出现，少数患者为先腿痛后腰痛。疼痛部位在下腰部和腰骶部，位置较深。疼痛在活动时加重，卧床休息后减轻。当腰椎间盘突出突然发作时，可发生急性腰痛，肌肉痉挛，伴有坐骨神经痛和腰椎各种活动受限，疼痛持续时间较长。

10. 急性腰扭伤后的临床表现是什么

答 （1）有明显的外伤史。

（2）腰部疼痛，多为持续性，咳嗽、打喷嚏、大小便时疼痛加剧。

（3）腰部活动受限，不能挺直，俯、仰、扭转感到困难，站立时往往用手撑住腰部，坐位时用双手撑住椅子，以减轻疼痛。

（4）检查时局部肌肉紧张、压痛及牵引痛明显，一般无下肢痛，但有时可出现下肢反射性疼痛。

11. 腰椎结核有哪些表现

答 腰椎最易受累，其次为胸椎。背部疼痛常为结核性脊椎炎的首发症状。疼痛局限于病变部位，呈隐痛、钝痛或酸痛，夜间明显，活动后加剧，少数有神经根激惹症状，也可合并截瘫，结核患者多有全身症状，伴有低热、盗汗、乏力、消瘦。晚期可有脊柱畸形、冷脓肿及脊髓压迫症状。

12. 剑突痛有什么特点

答 剑突痛常常是在做能使剑突活动的动作时诱发，如扭转身躯、扩胸等动作。另外，当胃饱满时，局部压力增大，也可引起疼痛。

疼痛表现为欲呕吐时那种深在持续性的痛感，发病后疼痛并不剧烈，常在 1 天内有数次发作。临床体检时，任何正常人被按压剑突部时都有疼痛感，但对于剑突痛患者，则可伴有向整个胸部、心窝部、肩及背中间部位的放射痛。

13. 何种体检可协助诊断腰椎间盘突出神经根病

答 肌力、感觉、仰卧位直腿抬高试验等体格检查结果可以帮助腰椎间盘突出神经根病的诊断。

14. 诊断腰椎间盘突出神经根病最为合适的方法是什么

答 目前，并没有高质量的临床研究证明影像学诊断腰椎间盘突出神经根病具有优势。《腰椎间盘突出症诊疗指南》工作组专家推荐有腰椎间盘突出神经根病病史和体检阳性结果的患者，MRI 检查是最为合适的无创影像学检测手段。若患者行 MRI 检查存在禁忌，或者检测后无法判断结果，则推荐 CT 作为次选手段。

15. 如何诊断第三腰椎横突综合征

答 （1）多数患者有腰部扭伤史。

（2）在骶棘肌外缘第 3 腰椎（或第 2 腰椎、第 4 腰椎）横突尖端处有局限性压痛，有时可引起同侧下肢放射痛。局部触诊可摸到肌肉痉挛性结节。

（3）直腿抬高试验可为阳性，但加强试验阴性。有些患者股内收肌明显紧张。无神经根性损害体征。

16. 先天性疾病会引起腰背痛吗

答 先天性疾病最常见于腰骶部，是引起下腰痛的常见病因。比如隐性脊柱裂、腰椎骶化或骶椎腰化、漂浮棘突、发育性椎管狭窄和椎体畸形等，此类疾病在年轻时常无症状，但以上骨性结构所形成的薄弱环节，为累积性损伤时出现腰背痛提供了基础。

三、 胸背腰部疼痛的治疗与调护

1. 出现胸痛怎么办

答 遇到胸痛患者最重要的是快速查看生命体征，患者若出现以下征象，则提示为高危胸痛，需马上紧急处理：

（1）神志模糊或意识丧失。

（2）面色苍白。

（3）大汗及四肢厥冷。

（4）低血压（血压 < 90/60mmHg，1mmHg = 0.133kPa）。

（5）呼吸急促或困难。

（6）低氧血症（血氧饱和度 < 90%）。

在抢救的同时，积极明确病因，并在条件允许的情况下迅速转诊。对于无上述高危临床特征的胸痛患者，需警惕可能潜在的危险性。对于生命体征稳定的胸痛患者，详细询问病史是病因诊断的关键。诊治每例胸痛患者，均需优先排查致命性胸痛。

2. 急性腰扭伤后怎么办

答 急性期应卧床休息，辅以止痛、物理治疗。症状减轻后，逐渐开始腰背肌锻炼。

（1）扭伤早期不宜强行锻炼，应卧硬板床休息，以减轻疼痛，防止进一步损伤，有利于组织修复。

（2）应用止痛药物，减轻疼痛。

（3）适当进行理疗，如中药热奄包热敷、中频静电治疗、按摩推拿等。

（4）疼痛缓解后，可开始逐步进行腰背肌锻炼，以防止粘连，并增强肌力和腰部肌肉的抵抗能力。

（5）腰部回旋运动：双足分开与肩同宽站立，双手叉腰，腰部做顺时针及逆时针方向交替旋转，旋转由慢到快，由小到大，反复进行。

3. 腰椎间盘突出症如何治疗

答 （1）保守治疗：绝对卧床休息、牵引、理疗、推拿、按摩及药物治疗等。

（2）严重腰椎间盘突出者、神经压迫症状明显者，可行腰椎间盘切除术或腰椎人工间盘置换术。

4. 神经阻滞治疗对胸神经根性疼痛见效快吗

答 神经阻滞是治疗根性神经痛的主要方法，尤其是对疼痛十分剧烈、持续性钝痛的患者使用神经阻滞方法可以很快缓解疼痛症状。对于某些疾病，神经阻滞可以有助于病因治疗，如带状疱疹、开胸术后综合征等。此外，神经阻滞对疾病具有提供鉴别诊断的价值。因此，合理使用神经阻滞技术对神经根性疼痛的治疗具有重要的意义。

5. 胸膜炎引起的疼痛怎样治疗

答 胸膜炎一般为自限性疾病，治疗原则是解除病因、缓解疼痛。对于轻微和中等程度的疼痛，可单独使用非类固醇类抗炎药（NSAID）或给予适量的可待因。对于更严重的疼痛，可合用麻醉性镇痛药和 NSAID，效果良好。另外，可考虑后肋间神经阻滞或节段性的硬膜外阻滞，应用长效局麻药和阿片类药物阻滞。

6. 胸肋骨痛怎么治疗

答 首先进行病因治疗，根据不同致病原因，采取相应的对症治疗。

对疼痛剧烈者，也可采用局部浸润注射局麻药、维生素 B_{12}、激素混合液，每痛点处注射 $1 \sim 2$ 毫升，有半数以上患者治疗 1 次即可使疼痛完全消失。

对慢性、顽固性患者，需反复行局部浸润注射。每隔日 1 次或每周 $2 \sim 3$ 次。根据病情也可并用肋间神经阻滞。

同时，也可采用综合疗法，局部理疗、激光治疗也有疗效。口服药物一般多首选镇痛、消炎及抗病毒制剂等。

7. 剑突痛可自愈吗

答 该症常不被患者重视，致使就诊不及时。一般情况下，多数患者经数周至数月可自愈。对症状明显、疼痛严重者，施行局麻药、激素混合液局部浸润注射 2～3 毫升，能收到满意的疗效。这也是治愈该症的捷径。

其他治疗方法，如局部热敷、理疗、服用镇静止痛药，也可缓解疼痛，取得一定的疗效。

8. 腰椎间盘突出神经根病的自然病程如何

答 因目前并没有对腰椎间盘突出神经根病自然病程的相关研究，大部分腰椎间盘突出神经根病患者无论治疗与否，均能得到改善。突出的椎间盘组织随着时间推移通常会出现萎缩/退变。很多研究（但并非所有）显示随着突出椎间盘减小，临床功能逐渐改善。

9. 腰痛时如何摆放体位

答 腰痛的急性期，安静卧床是最重要的治疗措施。一直以来，卧床休息被认为是急性腰痛患者的标准治疗。腰痛患者居家卧床休息，合理、正确的体位可有效缓解疼痛症状。一般的腰痛可休息 1～3 日，最多不超过 2～4 周。

（1）仰卧位：在仰卧位中，放松位摆放是保持髋关节、膝关节轻度屈曲 30° 左右的仰卧体位。但患者一侧性疼痛出现强烈的神经根压迫症状时，或腰椎间盘突出症术后、腰部有手术创伤的患者，大多不愿意采取此姿势。屈髋屈膝位摆放是保持髋关节、膝关节屈曲90°左右的仰卧体位，当患者髂腰肌紧张而仰卧位出现腰部疼痛和腾空于床面的情况，可采取这种仰卧位姿势以减轻患者痛苦。

（2）侧卧位：是患者采取的最多的放松体位，下方腿伸直、上方腿屈曲，上下肢的前方或腰部下方可放置垫靠物，注意脊柱不要出现扭曲或呈平直的侧卧位。

（3）俯卧位：患者俯卧，头转向一侧，双手置于体侧。该体位适用于屈曲型腰痛的患者，可将腰椎置于中立位，但不适宜心肺功能不佳的患者。

10. 腰椎间盘突出症术后的饮食护理是怎样的

答 术后清醒，胃肠蠕动恢复后，可进食粥、面等半流质食物。注意术后不宜马上进补，宜进食清淡、易消化食物，忌肥腻、辛辣刺激的食物。

合理调节饮食，逐渐增加高蛋白、高热量的饮食，在增加营养摄入的同时应注意进食粗纤维食物，多饮水，日饮水量达到1500～2000毫升。忌辛辣燥热、刺激性之品，如辣椒、烟酒等。

分期饮食调护：

（1）早期（术后1～2周）：宜进食清淡、活血化瘀之品，如田七田鸡汤、金针木耳蒸瘦肉、鱼片汤等。

（2）中期（术后3～4周）：宜进食清补之品，如去皮鸡汤、土茯苓煲龟汤等。

（3）后期（术后5周以后）：宜补肝肾，壮筋骨，多食滋补肝肾之品，如泥鳅汤、猪脊骨煲莲藕汤、核桃煲脊骨汤等。

11.腰椎间盘突出症的康复训练如何进行

答 （1）呼吸功能训练：缩唇呼吸、腹式呼吸训练，有效咳嗽、吹气球训练。

（2）根据患者的具体情况进行四肢功能锻炼。

①术后患者充分休息后可行踝泵运动，踝关节的跖屈、内翻、背伸、外翻组合在一起的"环绕运动"为1组运动。每组最大范围的运动保持5～10秒，每次3～5分钟，每天3～4次。该运动可以促进血液循环，减轻患肢肿胀，预防深静脉血栓形成。

②股四头肌等长收缩练习：患者仰卧，膝关节伸直、下压床垫（或可在膝下放一条卷好的大毛巾，膝关节伸直、下压毛巾），绷紧大腿肌肉，感到髌骨上下滑动为有效。每天运动3～4组，每组10～20分钟，每分钟3～5次。双下肢交替练习。

③直腿抬高练习：患者仰卧，一侧下肢膝关节伸直，踝关节功能位，抬高下肢，抬腿高度为10～20厘米，每次最高位处保持5～10秒，每组做10～20分钟，每天2～3组。双下肢轮流交替。

（3）腰背肌锻炼：从手术后拔除引流管开始，患者就应该逐步加强腰背肌肉锻炼。在医护人员指导下，循序渐进，由腰背半弓直至全弓，由5点支撑到3点、4点支撑，飞燕点水，进行腰背肌锻炼，提高腰背肌肌力。但年老体弱及心、肺功能障碍者在进行腰背肌功能锻炼时要量力而行。如术中有内固定者，一般术后3个月在医护人员指导下开始做腰背肌锻炼。

①5点支撑法：平卧，用头、双肘、双脚5点支撑，将臀部慢慢抬起，臀部尽量抬高，保持5～10秒。每组重复20次，每天2～3组。

②3点支撑法：平卧，用头、双脚3点支撑，将臀部慢慢抬起，臀部尽量抬高，保持5～10秒。每组重复20次，每天2～3组。

③4点支撑法：即拱桥支撑法。平卧，用双手、双脚将身体撑起，呈拱桥状，保持5～10秒。每组重复20次，每天2～3组。

④飞燕点水式：俯卧位，头、双上肢、双下肢后伸，腹部接触床的面积尽量小，呈飞燕状，保持5～10秒。每组重复20次，每天2～3组。

（4）在医护人员指导下，可佩戴腰围下地行走，距离应由近到远，循序渐进。下床时先侧卧靠近床边，屈髋屈膝，用手将上身撑起，双腿同时从床边滑下，再坐起。切不可突然坐起，以免发生意外。

12. 如何预防急性腰扭伤

答 （1）掌握正确的劳动姿势，如扛、抬重物时要尽量让胸、腰部挺直，髋膝部屈曲，起身应以下肢用力为主，站稳后再迈步。

（2）加强劳动保护，在做扛、抬、搬、提等重体力劳动时应使用护腰带或腰围，以协助稳定腰部脊柱，增强腹压，增强肌肉工作效能。尽量避免弯腰性强迫姿势工作时间过长。

（3）重体力劳动及剧烈运动前，应先活动腰部，使肌肉、筋膜放松，可预防扭伤。

（4）从加强锻炼入手，通过锻炼令韧带的弹性和伸展性增强，让腰背肌肉更加发达有力，即使在担负较大力量的情况下，也不容易发生撕裂扭伤现象。

第四部分

臀骶下肢部疼痛

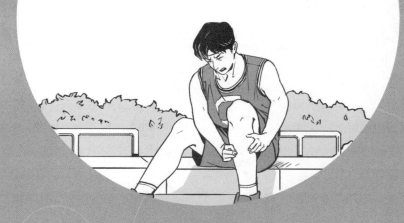

一、臀骶下肢部疼痛的基本认识

1. 什么是臀痛症

答 臀痛症主要是以臀部疼痛为主的一组疾病。腰臀筋膜炎、腰椎间盘突出症、臀肌综合征、臀肌挛缩症、臀上皮神经炎、梨状肌综合征等都可引起臀部疼痛。以臀上区、臀中区及环跳穴部位的疼痛居多。臀上区疼痛多见于臀上皮神经炎、臀肌挛缩症。臀中区疼痛多见于臀肌综合征。环跳穴疼痛多见于梨状肌综合征或腰椎间盘突出症。上述疼痛部位都可以摸到条索状痉挛的肌束，自我推拿可明显减轻或消除疼痛，具有舒筋通络、活血止痛的作用。

2. 造成下肢疼痛的神经有哪些

答 整个下肢的感觉和运动神经均来自腰骶丛，下肢的主要神经包括坐骨神经、股神经、隐神经、胫神经和腓总神经，这些神经及其分支可能由于病变、创伤或神经卡压而造成疼痛。

3. 下肢痛有何发病特点

答 引起下肢痛的原因较多，可发生于任何年龄。下肢持续、慢性疼痛多见于中老年人，急性疼痛多因外伤引起，以中青年居多。常见的原因是下肢创伤如下肢骨折，髋、膝关节损伤及足踝部损伤，慢性非化脓性关节炎或骨关节病，神经性放射痛（椎间盘突出、坐骨神经痛、梨状肌综合征等），肌肉、肌腱、筋膜、滑囊疾病及骨关节肿瘤、结核等。日常生活和工作中最常见的是膝关节骨关节病。

4. 腰痛和下肢疼痛有关系吗

答 神经的活动有时候会将疼痛传达到未患病的位置。腰椎走行的马尾神经通过神经传导可出现腿部的疼痛、麻木现象，也就是坐骨神经痛。坐骨神经痛根据腰椎部位的不同，疼痛发生的位置也不同。可以通过坐骨神经痛的发生部位，发现腰部患病的部位。

5. 何谓夜间下肢痛性痉挛

答 夜间下肢痛性痉挛是指在睡眠期间出现的肌肉绷紧感或紧张性疼痛感。一般发生于小腿部，常见于腓肠肌，偶发于足部。发生本病的原因可能与下列情况有关：剧烈运动后、妊娠、使用避孕药、水和电解质紊乱、内分泌障碍、神经肌肉疾病和某些运动减少的疾病，如关节炎和帕金森病等。成年人是高发人群，也可首发于老年，妊娠妇女多发。症状可持续数秒后自行缓解，有些人可持续 30 分钟。痛性痉挛常导致患者从睡眠中觉醒或被唤醒，可导致失眠和白天疲倦。夜间下肢痛性痉挛常每晚有 1～2 次发作，每周可发作数次，症状时轻时重。经过局部按摩、热疗或活动后，痛性痉挛可缓解。

6. 哪些人容易患膝关节韧带损伤

答 膝关节韧带损伤均有外伤病史。以青少年多见，男性多于女性，以运动员最为多见。受伤时有时可听到韧带断裂的响声，很快会因为剧烈疼痛而不能再继续运动或工作。

7. 什么是红斑性肢痛症？是什么原因引起的

答 红斑性肢痛症是以肢体远端阵发性血管扩张、皮温升高、肤色潮红和烧灼样疼痛为特征的一种血管舒缩功能障碍性疾病。疼痛部位多见于双足。原发性红斑性肢痛症是一种罕见的常染色体单基因遗传病。继发性红斑性肢痛症常并发高血压病、骨髓增生性疾病、糖尿病、自身免疫性疾病及感染性疾病等。

8. 哪些人容易得痛风

答 痛风的易感人群主要有家族遗传史者、剧烈运动者、酗酒者、食肉食多者、外科手术后的患者、放化疗后的患者。

9. 什么是髌骨软化症

答 髌骨（膝盖骨）和股骨髁组成髌股关节，正常的髌股关节，关节两部分对合比较正常，各部位关节面受力比较均匀。髌骨软化症的发生是髌股关节的生物力学关系发生紊乱造成的，发生软骨细胞脱落、骨质增生、关节间隙狭窄等一系列病理变化，出现各种临床症状：膝关节前侧疼痛，久坐起立或下楼、下坡时疼痛加重，常有腿打软、关节怕凉或膝关节反复肿胀、积液等，严重时形成骨性关节炎，所以早期诊断，采取合理的防治措施是十分重要的。

10. 足趾痛可见于哪些疾病

答 足趾痛可见于外伤、痛风、类风湿关节炎、足部神经疾患（如跗管综合征和趾间神经瘤）、足趾畸形（如外翻、锤状趾等）、跟痛症及其他疾病（如足部肿瘤等）。

11. 引起跟腱周围炎的原因是什么

答 跟腱周围炎的形成有两种原因：急性损伤、慢性劳损。患者大都无明显的直接外伤史，大部分患者都是由于进行下肢负荷过多的跑跳动作时，踝关节做快速的屈伸，跟腱同时也受强力，又反复长时间的牵拉，使跟腱被拉长拉紧，而肌肉中的血管受到牵拉、挤压导致跟腱部位受损，并且逐渐成为一种疲劳性创伤，多见于运动员和参加军事训练的人员。

12. 腰部术后疼痛综合征是什么

答 腰部术后疼痛综合征指腰椎或骶椎在手术治疗后出现的持续性或反复发作的腰部或下肢疼痛。

二、臀骶下肢部疼痛的诊断

1. 下肢痛的表现、体征、检查都是怎样的

答 关节疼痛常因关节活动多加剧，休息后减轻，下蹲起立及上下楼梯疼痛加重，天气变冷疼痛发生，晨起关节僵硬感。检查：关节体积增大。有关节积液者浮髌试验阳性，关节可触及吱吱声，关节运动受限程度不一。X线检查早期正常，数月或更长时间后出现关节间隙变窄，关节软骨变薄。后期（多半年后）骨关节呈进行性加重改变，关节间隙明显变窄，出现骨刺或骨赘。软骨硬化，出现骨囊肿。CT、MRI检查中部分患者有不同程度的关节腔积液。临床表现主要是反复发作性膝关节疼痛、滑膜炎症性改变、关节僵硬和膝关节活动受限并进行性加重，中晚期出现关节畸形、局限性压痛。

2. 股神经卡压综合征有何表现

答 多先出现感觉障碍，股前侧及小腿前内侧放射性疼痛及麻木，足内侧皮肤感觉减弱或消失，伸膝无力，股四头肌

紧张。膝反射弱或消失。常伴有腰丛神经损伤症状，如下腹部或腹股沟部深压痛，有时触及肿物。

3. 踝管综合征有何特点

答 沿内踝足内侧跖侧至足趾烧灼样疼痛或麻木感，夜间较重，影响行走及负重。

4. 足跟痛在不同年龄段各有什么表现

答 （1）青少年或儿童的足跟痛：多因跟骨骨骺炎所致，表现为站立或行走时渐感疼痛，局部不肿或微肿。

（2）青年或中年人的足跟痛：主要原因是类风湿性跟骨炎或 Reiter 病。患者感足跟后部及足跟底部肿胀、疼痛、不敢承重、行走困难。

（3）老年人的足跟痛：常因跟骨骨刺、跟骨关节滑囊炎及跟部脂肪垫变性所致。疼痛在久坐、久卧后突然起立时加重。稍微活动后疼痛减轻，但长时间行走后疼痛又加重。

5. 踝部腱鞘炎有何特点

答 （1）多数有踝部扭伤、劳损或受凉史。

（2）踝部酸痛或隐痛，稍活动后症状减轻或消失，休息后疼痛反而加重。

（3）疼痛和压痛与腱鞘炎发生部位有关。有时局部可触及吱吱声，踝关节屈伸活动时响声更明显。时间较长者局部可触及腱鞘肥厚感。

（4）踝关节被动活动时或抗阻力活动时可出现明显的活动疼痛。

6. 臀肌筋膜损伤疼痛的程度都一样吗

答 臀肌筋膜损伤患者可出现腰骶部或臀部疼痛，常有剧烈运动史或受寒史。疼痛可表现为轻微疼痛、钝痛、酸痛，直至难以忍受。疼痛扳机点的部位较为固定，多在骶棘肌外缘、髂嵴上两寸处及骶髂关节部。疼痛可向下肢后侧放射。每次发作症状可持续数日或数周，但疼痛过后不留痕迹。患者无发热及周身不适。机械性压迫、牵拉周围组织、高热、寒冷超声波治疗等可诱发症状。

7. 膝关节骨性关节炎的表现有哪些

答 （1）疼痛：几乎所有患者都有膝部疼痛，疼痛的程度一般为轻度和中度，少数为重度，偶见剧痛或不痛。疼痛的特点为始动痛、负重痛、主动活动痛及休息痛。疼痛多与气温、气压、环境、情绪有关，秋冬季节和天气变换时加重。疼痛多位于髌股关节之间或髌骨周围、膝关节内侧。

（2）肿胀畸形：由于关节积液、软组织变性增生（如滑膜增厚、脂肪垫增大）、骨质增生而致骨赘形成。

（3）功能障碍：关节活动协调性改变，如打软、滑落感、跌倒感。运动能力减弱，如关节僵硬、不稳、活动范围减少及生活和工作能力下降。

8. 良恶性膝部肿瘤都有全身症状吗

答 膝部肿瘤早期症状主要是疼痛与肿块。良性肿瘤多表现为生长缓慢或多年不变的包块，边界清楚，有时因压迫局部血管神经可出现渐进性的疼痛与酸痛。一般无全身症状，功能影响不大。恶性骨肿瘤早期也缺乏典型体征，最早出现的是疼痛，逐日加重，以夜间疼痛加重为特点。全身症状往往多有发热、消瘦、乏力、面色苍白、食欲缺乏等。

9. 膝关节疼痛有伴随症状都提示什么疾病

答 膝关节疼痛伴关节绞索时提示半月板损伤及游离体；伴僵直和功能障碍时提示骨性关节炎；伴肿块、浅表静脉曲张时提示可能为肿瘤；伴低热、乏力、盗汗、消瘦、食欲缺乏及贫血等症状时提示膝关节结核。

10. 红斑性肢痛症皮温升高吗

答 青年女性多见，常同时累及两侧肢端，以双足为重，足趾、足底皮温高，烧灼样疼痛。受热、环境温度升高，运动、足下垂或对患肢的抚摸，均可导致临床发作。肢端可有感觉异常。

11. 踝部扭伤后可出现什么症状？如何诊断

答 踝部外伤后出现疼痛、肿胀、皮下瘀斑、活动踝关节疼痛加重的症状。检查可以发现伤处有局限性压痛点，踝关节跖屈位加压，使足内翻或外翻时疼痛加重，即应诊断为踝部韧带损伤。对韧带部分损伤、松弛或完全断裂的诊断有时比较困难。在加压情况下的极度内翻位行踝关节正位 X 线摄片，可发现外侧关节间隙显著增宽，或在侧位片上发现距骨向前半脱位，多为外侧副韧带完全损伤。踝关节正侧位摄片可发现撕脱性骨折。

12. 痛风时关节疼痛剧烈吗

答 关节剧烈疼痛常见足部关节、痛风石、肾区疼痛、血尿的痛风患者。急性关节炎表现：多在午夜或清晨突然起病，关节剧痛，数小时内到达高峰，受累关节出现红、肿、热、痛和功能障碍。首次发作累及单一关节，单侧第一跖趾关节最常见。发作呈自限性，多于 2 周内自行缓解，红肿消退后受累关节处皮肤脱屑。可伴高尿酸血症，但部分患者急性发作时血尿酸水平正常。关节液或痛风石中发现尿酸盐结晶，可伴有发热。

13. 如何诊断痛风

答 成年男性突然发生第一跖趾、踝、膝等处单关节红、肿、热、痛，伴血尿酸增高，即应考虑痛风可能。滑囊液检查找到尿酸盐结晶即可确立诊断。

14. 坐骨神经痛的症状典型吗

答 坐骨神经痛的症状主要是患侧下肢麻痛、乏力，活动受影响，沿坐骨神经行径有压痛，并有放射性疼痛，疼痛部位主要在臀部、大腿后侧、小腿后外侧以及足外侧，特别是抬腿时有牵扯痛，严重者可有患肢肌肉萎缩及跛行现象。

15. 骶髂关节炎有何典型症状？并发症是什么

答 骶髂关节炎可波及背部、腰骶部，从而引起背部疼痛以及腰臀部疼痛，部分患者疾病进展可出现腿部疼痛。晨起后会出现关节僵硬，一般活动后僵硬症状可以缓解。骶髂关节炎长期反复发作，关节受到磨损，极易出现活动受限，长期健侧负重可出现身体偏斜。

并发症主要有骨性关节炎、强直性脊柱炎、关节畸形、失眠。

16. 梨状肌综合征引起的疼痛是怎样的

答 疼痛是本病的主要表现，以臀部为主，并可向下肢放射，严重时不能行走或行走一段距离后疼痛剧烈，需休息片刻才能继续行走。疼痛主要向同侧下肢的后面或后外侧放射，有的还会伴有小腿外侧麻木、会阴部不适等。严重时臀部呈现刀割样或灼烧样疼痛，双腿屈曲困难，双膝跪卧，夜间睡眠困难。大小便、咳嗽、打喷嚏时因腹压增加而使患侧肢体的窜痛感加重。

17. 股骨头坏死的诊断标准是什么

答 主要标准是临床症状、体征和病史：①以腹股沟和臀部、大腿部位为主的关节痛，髋关节内旋活动受限，有髋部外伤史、皮质类固醇应用史、酗酒史。②X 线片改变，股骨头塌陷，不伴关节间隙变窄；股骨头内有分界的硬化带。③核素扫描示股骨头内热区中有冷区。④股骨头 MRI 的 T_1 加权像呈带状低信号（带状类型）或 T_2 加权像有双线征。⑤骨活检显示骨小梁的骨细胞空骨陷窝多于 50%，且累及邻近多根骨小梁，有骨髓坏死。

次要标准是：①X 线片示股骨头塌陷伴关节间隙变窄，股骨头内有囊性变或斑点状硬化，股骨头外上部变扁。②核素骨扫描示冷区或热区。③MRI 示等质或异质低信号强度而无 T_1 加权像的带状类型。

符合两条或两条以上主要标准可确诊。符合一条主要标准，或次要标准阳性数 ≥ 4（至少包括一种 X 线片阳性改变），则可能诊断为股骨头坏死。

18. 髌下脂肪垫炎如何诊断

答 （1）中青年登山运动员，经常下蹲和步行者，或膝关节急慢性损伤、受寒者多见。

（2）膝关节屈曲突然伸直疼痛加重，可放射至膝关节周围，关节过伸过屈受限。

（3）膝前及髌腱两侧隆起，触之有坚韧感及压痛。

（4）髌骨下压痛明显，极少有关节绞锁及浮髌试验阳性。

（5）X 线可见髌下脂肪垫有浑浊现象。

089

19. 跟痛症有何特点

答 多发于 40 ～ 60 岁中老年人。晨起或休息后走路时足跟痛，稍后缓解，行走时间长时再出现疼痛。查体：检查可触及跟痛症的压痛点。若因脂肪垫萎缩引起，压痛点在足跟负重区偏内侧，有时可触及皮下的脂肪纤维块。若因跖筋膜炎引起，则压痛点局限于跟骨大结节的跖筋膜。若因足跟滑囊炎引起，则压痛点局限于足跟内侧结节下，此种情况局部无红肿。

20. 跟腱周围炎的临床表现是什么

答 活动后感到小腿发紧、疼痛，有时在起跳或落地、站立时小腿后侧疼痛，重者在行走时就有小腿疼痛。沿跟腱周围有压痛，痛点不集中，可触到硬结或条索状肌束，此处多有明显压痛。晚期由于周围组织增生粘连，可感到跟腱增粗，手感小腿三头肌发僵、紧张。在急性炎症时，手握跟腱两侧，患者踝关节过度伸屈，可感到跟腱周围有摩擦感，如同手中握雪一样，此时伴有疼痛。

三、臀骶下肢部疼痛的治疗与调护

1. 下肢疼痛的防治有何原则

答 引起下肢疼痛的骨关节炎单关节患病较少见，大多累及多个关节，进行性加重。非手术疗法的目的是阻止病情发展，减轻关节疼痛，预防关节僵硬和畸形，改善关节运动范围和保持关节稳定性。严重影响关节功能者需手术治疗。

2. 什么样的下肢疼痛需要手术治疗？手术治疗的方法有哪些

答 部分患者单关节症状严重，关节功能因疼痛而丧失，关节运动受限，关节畸形和紊乱，药物和理疗等治疗无效，则需行手术治疗。手术方法可根据患者的工作性质和全身状况决定行人工关节置换术，关节融合术，或者关节微创手术治疗，如关节镜手术、关节内臭氧疗法等。反复发作、有畸形者应行手术矫正治疗。

3. 非手术治疗的防治措施有哪些

答 排除器质性原因的下肢痛多是一种良性疾病，大多数累及多个关节或全身关节，进行性加重。保守治疗的目的是阻止病情发展，减轻关节疼痛和僵硬，防止关节畸形发生，改善关节功能。保守治疗包括：①休息可以促使关节减少压力，加快滑膜炎症消失，让关节韧带充分松弛，减少对关节面的压迫。②避免关节剧烈运动，防止关节挛缩及下肢失用性肌肉萎缩的发生。每天做下肢肌力等运动练习（肌肉收缩与放松）及减少大运动范围的活动次数。可采用扶拐或依赖拐杖行走，以减少关节负重。③理疗、按摩、功能锻炼、局部湿热疗法（普通热水）或蜡疗有助于炎症的消退。主动运动功能锻炼可减少关节应力，优于被动运动。④关节封闭治疗：用于顽固性关节积液者，给予关节穿刺抽液的同时用糖皮质激素关节内注射治疗，以减轻疼痛和肿胀，改善关节功能。常用的药物有地塞米松、曲安奈德、6-甲基泼尼松龙等。因皮质类、固醇类药物对关节软骨的合成活力有影响，不宜长期应用，一般2周注射1次（总疗程＜5次）。⑤药物治疗：水杨酸类药物有抑制软骨降解、减少氨基己糖和羟脯氨酸的作用，是较好的消炎止痛药。另外，还可选用吲哚美辛、非那西汀、双氯芬酸钠缓释片及盐酸曲马多缓释片等。以上药物避免两种以上同时使用。

4. 痛风如何治疗

答 痛风早发现、早诊断、早治疗对于控制疾病发展、改善症状、预防并发症极其重要，尤其对于高危人群，要定期进行体检。痛风是一种终身性疾病，如果及早诊断并进行规范治疗，配合医嘱调整饮食、生活习惯，大多数痛风患者可正常工作、生活。

痛风急性发作期推荐及早采用抗炎止痛治疗药物，如非甾体类消炎药、秋水仙碱、糖皮质激素。发作间歇期和慢性期的治疗药物有别嘌醇、非布司他、苯溴马隆、丙磺舒。有文献报道免疫三氧自体血回输治疗也有一定的效果。

5. 骶髂关节炎的治疗方法和预防措施是怎样的

答 对患者进行教育，消除恐惧心理，坚持正规治疗。注意立、坐、卧应采取正确姿势，睡硬板床，做深呼吸运动以维持正常的胸廓扩展度，但应避免负重和剧烈运动。骶髂关节炎出现剧烈疼痛和活动障碍时，应该采用积极的镇痛治疗，需要绝对卧床休息。有髋关节僵硬和脊柱严重畸形的患者可施行外科手术治疗，如全髋置换术以及骶髂关节融合术。全髋置换术是最有效的缓解疼痛、改善髋关节活动度和恢复正常生活的手术方法。可通过物理治疗，如超短波、脉冲磁疗、中频脉冲等减轻疼痛症状。

骶髂关节炎的病因比较复杂，建立良好的生活习惯，对预防疾病发生或避免疾病进一步加重有益处。预防措施主要包括：避免劳累，适当休息，控制体重，避免造成累积性损伤。避免臀部、腰部外伤等引起骶髂关节炎症性反应。适当运动，提高自身抵抗力，避免长期使用激素类药物，如必须使用，应注意全身变化情况。注意保持正确的坐姿和站姿，避免久坐和久站。

6. 治疗梨状肌综合征的主要方法是什么

答 非手术方法包括推拿手法治疗、局部封闭、肌内注射、理疗、中草药、针灸等。推拿是治疗梨状肌综合征的主要方法，可以明显改善症状，缓解患者的痛苦。采用推拿手法治疗时，首先要选准部位。患者可取俯卧位，双下肢后伸，使腰臀部肌肉放松。术者自髂后上棘到股骨大粗隆做一连线，连线中点直下 2cm 处即为坐骨神经出梨状肌下孔之部位，其两侧即为梨状肌。局部封闭对缓解疼痛有一定作用。

7. 怎样才能预防髌骨软化症

答 关键要了解病因，以采取科学的保健和治疗方法，并应及早进行治疗。

（1）避免不科学的持续性蹲位和剧烈的运动，如爬山、爬楼梯等膝关节屈曲位负重用力的锻炼。避免突然改变锻炼的强度。

（2）保持合适体重以降低作用于膝关节上的重力。

（3）股四头肌与老年人膝关节稳定性的关系：国外已有文献报道，关节周围肌肉较强壮、发达时，关节的骨性关节炎发病率可降低 80%，发生时间也较晚。股四头肌内侧头在膝关节最后 30° 伸直和锁定膝关节、保持膝关节稳定性方面起着重要的作用，它的强壮和发达有利于稳定膝关节，不但可治疗髌骨软化症，还可减少膝关节内不正常的撞击，减少骨性关节炎发病率，保持膝关节正常。

8. 跟腱周围炎的预防措施有哪些

答 跟腱周围炎的治疗方法主要是注意休息、减少运动量和物理疗法，所以预防措施显得尤为重要。

（1）要穿舒适的鞋子，特别是从事重体力工作者或运动员要防止下肢局部负荷量过于集中，注意劳逸结合，上下肢交替活动，可以减轻局部的疲劳，负荷过多部位也能及时得到休息和放松。

（2）每天晚上睡觉前用热水浸泡脚和小腿 15 ～ 20 分钟，这样可以促进下肢肌肉、韧带和关节血液循环，可以预防跟腱周围炎的发生。

（3）运动员之间要养成每天训练结束之后，互相踩对方大腿后群肌及小腿肌肉作为放松的习惯，可以避免跟腱周围炎的发生。

9. 前交叉韧带损伤如何预防

答 （1）规范技术动作：良好的体育道德，不采用犯规动作。

（2）增加下肢肌肉力量练习和协调性练习。

（3）比赛时，佩戴必要的比赛护具，并保持场地灯光、地面无安全隐患。

（4）防止疲劳训练和比赛。

10. 腰椎管狭窄如何预防

答 腰椎管狭窄患者多数是中老年人，要注意加强锻炼，不要跌倒、撞伤，避免长期劳作，以及长久的弯腰动作。

预防措施：改变生活方式，不要长期久坐、长期劳动，多活动腰部；加强锻炼，锻炼时可佩戴护具保护腰椎；注意走路姿势和坐姿、睡姿等，睡觉尽量平躺；坚持腰部保健运动，经常进行腰椎各方向的活动。

11. 膝部滑囊炎如何预防

答 （1）加强肌肉功能锻炼，避免着凉。

（2）预防体位性滑囊炎，如久坐导致坐骨结节滑囊炎、长期跪位引起髌前滑囊炎等。

12. 在日常生活中怎么预防膝关节炎

答 预防膝关节炎还是要从日常生活中做起，避免长时间处于一种姿势，更不要盲目地反复屈伸膝关节、揉按髌骨；注意防寒湿，保暖，避免膝关节过度劳累；尽量减少上下台阶等使膝关节屈曲位负重的运动，以减少关节软骨的磨损。

第五部分

内脏疼痛

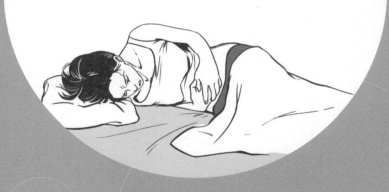

一、内脏疼痛的基本认识

1. 什么是内脏疼痛

答 内脏痛是区别于一般躯体疼痛的胸腔或腹腔内脏器官来源的疼痛现象，是临床上一种十分常见的症状。与躯体或浅表部位疼痛不同，内脏痛的主要特征包括对机械牵拉、脏器缺血或痉挛、炎症等刺激较为敏感，而对切割、烧灼等刺激不敏感；疼痛缓慢持续且定位不清楚；常伴随牵涉痛、情绪反应或防御反应。内脏疼痛可能来自食管、胃、小肠、大肠等空腔脏器的炎症和阻塞；肝、肾、胰腺等肿瘤和炎症引起器官快速肿大扩张，牵拉包膜引起的疼痛。

2. 内脏疼痛的发病机制是怎样的

答 内脏痛也可通过周围神经如 A 纤维和 C 纤维传递到脊髓，但具有纤维数目少于躯体组织、C 纤维比例大的特点。而且，由于其分布和输入到多个脊髓平面，疼痛在很宽的范围内隐约感觉到。另外，如果在内脏周围发生炎症，使神经的兴奋阈值降低而变得更敏感——即为敏化作用。在生理状态下，不起作用的 C 纤维（无声伤害感受器）被激活而传递疼痛。在这种情况下，疼痛程度也变得非常强烈，在远离病灶的部位引起疼痛，即为相关性疼痛。

3. 内脏疼痛与性别有关系吗

答 临床观察和实验室研究都证实，内脏疾病的发生存在性别差异。例如，冠心病在男性中发病率高，胆囊疾病则好发于女性；对 55 岁以下人群进行统计，男性因冠心病死亡的人数为女性的 4 倍，这可能与不同的激素分泌水平和生活方式有关。另外，女性的生理特点决定了她们的疼痛具有特殊性，例如月经期疼痛、分娩痛、产后痛等。由于解剖学特点（例如女性尿道比男性短），女性生殖系统和泌尿系统更容易被感染而导致慢性盆腔痛。

女性比男性更容易发生内脏痛觉过敏，这是由女性生殖系统和泌尿系统之间的相互作用决定的，因此女性发生下腹和盆腔痛的概率大大高于男性。还有，内脏痛会牵涉浅表组织产生痛觉过敏，由于女性的内脏痛是多来源、同时发生或复发性的，因此比男性更容易发生大面积的牵涉痛。目前的研究表明，女性内脏痛比男性更多发更持久，同时也更隐匿更复杂。相比之下，男性内脏痛从病因和表现上都较为清晰，易于诊断。另外，医生常常对女性生殖系统疼痛缺乏足够的重视，导致女性患者得不到充分的治疗。总之，性别特点决定了疼痛的特征（强度、部位、性质）以及伴随症状。在内脏痛的诊断上，女性较男性更为困难。社会文化背景也影响着男性和女性对疼痛的体验和描述，患者和医生都是如此。

4. 老年患者的内脏痛和年轻人一样吗

答 老年患者内脏痛的临床表现不像年轻人那样典型，虽然年龄增加使内脏病变的发病率升高，但其疼痛程度却有所减弱。例如，动脉硬化的发病率随年龄增长而呈指数增加，但器官的缺血性疼痛却没有加重。事实上，年龄越大，越容易患隐匿性缺血和无痛性心肌梗死。回顾性研究表明，65 岁以上的心脏病患者中，1/3 以上是隐匿性的或无痛性的。约有45% 的老年阑尾炎患者没有右下腹疼痛的典型症状。对于内脏器官的恶性病变，老年人疼痛的程度也要弱于年轻人。疼痛程度受年龄影响的疾病还包括气胸、消化道溃疡、肠梗阻、腹膜炎等。

5. 内脏痛有什么特点

答 内脏痛的主要特点是呈弥散性，定位不准确，不能准确地指出疼痛的部位，发展较为缓慢，持续时间比较长，当病情加重时，也会转变为剧烈难忍的急性疼痛。

6. 一般性（非癌性）内脏疼痛的病因是什么

答 一般性内脏疼痛主要是由相应的内脏器官扩张、缺血性炎症以及肠系膜的牵拉等病因所引起的一种躯体体表或

（和）其深部的疼痛。其发生机制可能与发生内脏疼痛的体表部位与病变器官接受同一脊髓节的脊神经支配，体表部位和病变脏器的感觉神经进入同一脊髓节内，并在后角存在着密切联系有关。因此，从患病内脏传来的疼痛神经冲动可以扩散或影响到其邻近的躯体感觉神经元，从而产生内脏疼痛。近年来神经解剖学的研究表明，一个脊神经髓节神经元的周围突触可同时分叉到躯体体表部位和内脏器官，并认为这是内脏疼痛机制的形态学基础。

7. 癌性内脏疼痛的病因及发病机制是什么

答 肿瘤可侵犯周围的交感神经，造成交感神经性癌痛。内脏器官受到机械性牵拉、痉挛、缺血和炎症等刺激而引起的疼痛称为癌性内脏痛。主要发病机制为交感神经外周定位模糊、中枢投射广泛，并多伴有牵涉痛。

二、内脏疼痛的诊断

1. 内脏性腹痛的特点是什么

答 内脏性腹痛是腹内某一器官的痛觉信号由交感神经传入脊髓引起。其疼痛特点为：①疼痛部位不确切，接近腹中线；②疼痛感觉模糊，多为痉挛、不适、钝痛、灼痛；③常伴恶心、呕吐、出汗等其他自主神经兴奋症状。

2. 内脏疼痛有何特征

答 发生在胸部、腹部内脏器官的肿瘤，因压迫产生疼痛。内脏与躯体组织不同，对刺激（如切割和针刺）不敏感，不产生疼痛。实质器官（如肝脏、肾脏等）由于脏器包膜的突然伸展、受压迫或延伸，消化道内压增加或空腔器官管腔变窄而引起疼痛。表现为绞痛、压榨样疼痛，定位不准确。可伴随恶心、呕吐、出汗等症状。疼痛可以发生在远离病变部位，如肝癌的肩部疼痛。

3. 内脏痛有无伴随症状

答 内脏痛既可单独出现，也可与其他伴随症状同时出现。一些炎症性疾病，如急性胰腺炎、胃肠炎、胆囊炎等可出现腹痛，同时还可能出现发热、恶心、呕吐、全身不适等症状。有胃肠道肿瘤的患者，在腹痛的同时多伴有体重下降、消瘦等情况。

4. 一般性（非癌性）内脏痛的临床表现是什么

答 常呈深部钝痛，定位不明确，但疼痛可放射至相应的脊髓皮节体表部位。例如，心绞痛时，常在胸前区及左臂内侧皮肤感到疼痛；胃溃疡时可在上腹部感到疼痛；胆囊炎、胆结石发作时，常在右肩部感到疼痛；肾结石发作时，常在脊肋角处的背部感到疼痛；输尿管结石发作时，常引起同侧下腹、外阴、睾丸和外生殖器处疼痛；膀胱结石发作时，常在耻骨上下腹正中部位感到疼痛；阑尾炎早期常感觉上腹部或脐周部位疼痛；盆腔脏器病变，常在阴部、骶部或外生殖器处感到疼痛等。患者往往伴有恶心、出汗、血压降低、发热等自主神经系统症状，以及病变脏器的相应临床症状和体征。

5. 内脏疼痛的并发症有哪些

答 （1）腹膜炎：内脏疼痛并发腹膜炎一般多见于胃、肠道穿孔，或者是实质性脏器的破裂，可出现腹部压痛、反跳痛、揉面感等表现。

（2）失血性休克：肝、脾、肾等实质性脏器的破裂，出血量往往较大，可达 800 ～ 1200 毫升，可出现失血性休克的表现，严重者可危及生命。

（3）疼痛性休克：如果内脏痛是由于内脏扭转、肾结石或者输尿管结石、肠梗阻等原因引起，在剧烈疼痛的同时往往还会发生疼痛性休克。

6. 癌性内脏疼痛的原发病症状是怎样的

答 一般多先出现恶性肿瘤的相应临床症状和体征，然后相继出现不断加剧的癌痛症状。但临床上先出现癌痛症状，然后才查出原发肿瘤病灶的患者也不少见；经多方检查始终查不出原发肿瘤病灶的患者也不罕见。

7. 癌性内脏疼痛的部位局限吗

答 癌性内脏疼痛常局限于癌瘤原发部位的脏器及其周围组织，以及其相应的体表皮节区。有时疼痛部位模糊，定位不准确。

8. 癌性内脏疼痛的性质如何

答 癌性内脏疼痛常表现为一种难以忍受的持续性或阵发性的放射性疼痛。可能为闪电样、刀割样或撕裂样剧痛，形

第五部分　内脏疼痛

式和程度不一，日轻夜重，常可在睡梦中被痛醒，一般镇痛药又多难以奏效，导致患者整天处于万分惊恐的疼痛之中，严重影响患者休息、情绪和心理状态。

9. 癌性内脏疼痛患者会出现精神症状吗

答 持久而频繁的剧烈疼痛，常导致患者产生急躁、焦虑、恐惧、不安和悲观情绪，整天处于担心和惧怕疼痛再犯的惊恐之中。疼痛严重而镇痛疗效不佳的患者，又极易产生失望和抑郁情绪，甚至厌世、拒治、拒饮和拒食等不理智的行为。少数患者因"痛不欲生"采取自杀等极端不理智的行为，以求早日摆脱痛苦。

10. 诊断癌性内脏疼痛需要做哪些检查

答 （1）影像学检查：MRI、CT 或超声检查多可显示肿瘤包块，一时难以查清的深部或较小癌肿还可通过 PET–CT 检查协助发现癌肿病灶。

（2）血清癌标志物检查：根据病情进行甲胚蛋白、癌胚抗原、CA19–9、CA50、CA125、CA72–4，以及前列腺癌特异性抗原（PSA）等检查可提示相应异常。特别是持续阳性和指标异常增高者，更具有助诊价值。

（3）细胞学检查和组织活检：可查得相应的肿瘤细胞。

11. 如何评估癌性内脏痛

答 通过影像学检查存在明确的内脏组织肿瘤浸润及自主神经损伤；疼痛定位模糊：常表现为痉挛样疼痛、钝痛、绞痛、胀痛、牵拉痛、游走样痛等；有时合并一定的功能障碍。符合以上特征可诊断为内脏痛。目前，内脏痛的评估尚无特异性量表。

12. 内脏痛是由于内脏引起的吗

答 内脏痛并非全由内脏引起，内脏痛常牵涉其他部位，疼痛呈弥散性，不易定位，可以是剧烈运动和自主神经反射的伴随症状。所有形式的内脏痛均定位模糊，大多数患者感受到的疼痛面积明显比原有的内脏面积大。而且，当疼痛剧烈时，感受到疼痛的躯体面积会更大。这表明中枢神经系统中内脏器官的代表区不是很精确。

食管扩张也会导致腹痛，肠激惹综合征和便秘的患者也会发生绞痛，这可能与肠肌对硬粪块产生过度收缩有关。腹泻患者发生绞痛，是因为粪便排出后肠肌层仍沿着原有的方向收缩。一些患者服用泻药后感到肠绞痛，这可能与腹泻的机制相同。当粪便特别大而硬时，服用泻药后的肠绞痛与便秘引起的绞痛更为相似。

三、内脏疼痛的治疗与调护

1. 内脏疼痛就医的指征是什么

答 如疼痛剧烈、病情危急应立即去医院急诊科就诊，对于病情稳定的可根据情况到门诊就诊。

若出现突发局部的剧烈疼痛且难以忍受，伴面色苍白、大汗淋漓，伴大量出血、四肢湿冷，伴呼吸困难、濒死感，伴意识障碍，甚至昏迷等情况时应立即就医。

若腹痛伴恶心、呕吐、腹胀、食欲缺乏、排便或排气异常；腰痛伴尿频、尿急、尿痛、排尿困难；胸痛伴胸闷、气短、心悸、呼吸困难、咳嗽、水肿；长期或反复出现局部疼痛不适，严重影响日常工作、学习和生活者也应及时就医。

2. 内脏疼痛应去哪个科室就诊

答 （1）若病情危急，突发剧烈的疼痛，甚至昏迷等症状，应立刻去急诊科就诊治疗。

（2）怀疑心肌梗死、心绞痛等疾病，可去心血管内科就诊。

（3）怀疑肠扭转、肠梗阻等疾病，可去普通外科就诊。

（4）怀疑胰腺炎、胆囊炎等炎症性疾病，可去消化内科就诊。

3. 因内脏疼痛就诊时医生会怎样询问病情

答 （1）疼痛是什么时候出现的？随着时间的推移疼痛加重吗？

（2）哪个部位疼痛？在什么情况下疼痛可缓解或加重？

（3）除了疼痛，您还有恶心、呕吐、发热、腹胀等不舒服的症状吗？

（4）以前出现过类似的症状吗？知道是什么原因导致的吗？

（5）有使用过药物缓解疼痛吗？吃的什么药？效果如何？

（6）有心肌梗死、胰腺炎、胆囊炎、泌尿系统结石等疾病的病史吗？进行过治疗吗？

（7）有饮酒的习惯吗？近期是否有大量饮酒？

（8）最近饮食情况如何？是否有生食肉类、喝生水等不良的饮食习惯？

4. 内脏疼痛的治疗原则是什么？如何选择治疗药物

答 内脏疼痛的治疗原则是缓解症状、减轻疼痛、明确病因，针对引起内脏疼痛的原发性疾病进行治疗。临床上以药物治疗为主，部分情况下可能需要手术介入治疗等。非阿片类镇痛剂、阿片类药物均有效。

109

5. 一般性（非癌性）内脏痛的治疗方法有哪些

答 （1）病因治疗：为首要治疗。只有病因祛除后，内脏疼痛才可彻底消除。

（2）镇痛药：可根据情况口服镇痛药或局部应用多瑞吉等镇痛贴剂。

（3）手术治疗：对病因一时难以去除，且患者难以忍受其痛苦时，可根据情况试行封闭术，如效果满意再进行交感神经节（链）切除术等治疗，常可起到一定的治标效果。

6. 癌性内脏痛的治疗原则和推荐方法是什么

答 应用阿片类药物基础上，考虑联合辅助镇痛药物，以抗抑郁药物为首选，并依据不同原因给予对应治疗，同时可针对内脏神经支配区域或肿瘤侵犯的部位采用微创介入治疗。

7. 治疗癌性内脏痛的药物有哪些

答 阿片类药物是目前治疗癌性内脏痛的重要药物，一般推荐联合使用抗抑郁药物。对于肠痉挛性疼痛，可考虑联合使用抗胆碱能药物，伴肠梗阻或不全肠梗阻，可以考虑采用非胃肠道给药途径的药物，如丁丙诺啡舌下含片、芬太尼透皮贴剂，也可采用患者自控镇痛术以及其他辅助药物，如类固醇激素、H_2 受体阻滞剂、抗胆碱能药和（或）奥曲肽。

110

8. 如何监测内脏痛患者的病情

答 密切关注患者内脏痛的表现、症状，以及是否发热等，要区分是原发病未控制还是炎症吸收热，炎症吸收热患者的体温一般不超过38℃，内脏痛消失5日后会自动消退。

9. 内脏痛可以运动吗

答 轻微的内脏痛患者，可进行适当的轻度活动；症状较为严重者应卧床休息、高枕卧位，小腿可以适当蜷起成半蹲位，尽可能使腹部放松。

10. 内脏痛的预防措施包括什么

答 内脏痛的患者需要医生和家属细心照料，及时关注病情发展状况，积极治疗原发病才能达到预防内脏痛的目的。有消化道溃疡的患者需要祛除病因，控制症状，促进溃疡愈合，预防复发和肠道穿孔；有消化道炎症的患者，要做好疾病控制，预防由于肠道细菌进入血液所引起循环系统感染。

内脏痛的注意事项，一般需要结合容易引发内脏痛的病因来做好预防。要合理饮食，如胃溃疡或十二指肠溃疡，往往容易导致穿孔引发内脏痛，所以在饮食上要注意避免生冷硬、辛辣刺激性的食物；而胆囊炎、急性胰腺炎等引发内脏痛，往往与大鱼大肉、暴饮暴食、大吃大喝有关，所以在饮食上一定要注意均衡饮食，避免过多的高油脂及饮酒等。

内脏痛患者要特别注意在疼痛消失后更要注意饮食以及运动情况，避免复发。

11. 如何给内脏痛的患者进行心理护理

答 内脏痛患者可能会出现恶心、呕吐、精神紧张、心情烦躁等症状，家属和医务人员应细心、耐心地给予安慰，消除其紧张情绪，让患者配合医生治疗。被呕吐物污染的衣服和物品应及时进行清理，避免对患者产生不良刺激。

12. 内脏痛对进食有要求吗

答 急性期内脏痛或发作期内脏痛的患者，如肠梗阻应禁止进食、持续胃肠减压、解除肠道梗阻，待症状好转后可进食少量温度适宜的流质食物。肠道疾病应避免进食油腻、刺激性食物，多吃富含维生素的食物。肠梗阻症状解除后可给予流质或半流质食物，如米粥、汤类、面片等，但不宜过热。饮食应营养丰富且均衡。

第六部分

癌　痛

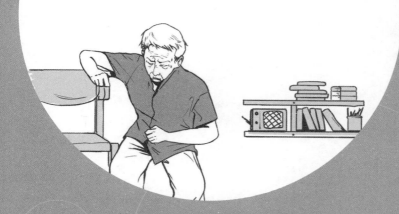

一、癌痛的基本知识

1. 疼痛和癌痛的定义是怎样的

答 国际疼痛学会（IASP）将疼痛定义为一种与组织损伤或潜在组织损伤相关的感觉、情感、认知和社会维度的痛苦体验。癌痛是在肿瘤发展过程中，由于肿瘤本身、转移、抗肿瘤治疗中或其相关性疾病所引起的疼痛。

2. 肿瘤患者为什么会有疼痛

答 半数以上肿瘤患者会伴有癌痛，严重影响其生活质量。癌痛原因复杂多样，大致可分为以下三类：①肿瘤本身的直接损伤：因为病情进展，肿瘤直接侵犯、压迫局部组织，或者肿瘤转移等引起；②抗肿瘤治疗引起的疼痛：如手术、有创伤的穿刺、放疗、物理治疗以及抗肿瘤药物等；③与肿瘤相关的原因引起的疼痛：肿瘤分泌致痛物质，可出现浑身疼痛。伴有副癌综合征时可出现多发性肌肉神经疼痛、骨关节疼痛等。如长期卧床的患者翻身不及时容易形成压疮、胃肠道蠕动慢出现便秘等，都可能引起疼痛。

3. 癌痛对人体有什么影响

答 癌痛的危害显而易见，严重的癌痛使人痛不欲生。不仅表现为躯体的疼痛，还可影响相应功能。如胰腺癌疼痛导致患者长期不能平卧休息，身心疲惫；宫颈或直肠恶性肿瘤导致会阴部疼痛，患者坐卧不宁，寝食难安；骨恶性肿瘤或骨转移瘤会导致患者体位受限，不当的动作会引发剧烈疼痛。长期的慢性疼痛会对人的心理和免疫系统产生影响，会引起：①焦虑。②抑郁。③乏力。④失眠。⑤食欲缺乏。⑥免疫力降低，最终会导致肿瘤进展增快。

4. 癌痛可以被控制住吗

答 绝大多数可以被控制。恶性肿瘤可能无法治愈，但癌痛是可以被控制的。在肿瘤治疗的过程中，如果身体出现疼痛不适，一定要及时告诉医生。有效治疗肿瘤能使癌痛减轻，但是还有许多其他积极有效的办法也能使疼痛得到控制，大家所熟悉的"癌痛三阶梯治疗"原则能使大多数肿瘤患者的癌痛得到缓解，此外对于难以控制的剧烈癌痛还可以采取神经毁损、患者自控镇痛等多个措施加以控制，提高患者的生活质量。

5. 得了肿瘤一定会疼吗？用不用提前准备好止痛药

答 得了肿瘤不一定会疼。癌痛是所有肿瘤患者最常见

116

的一种症状。一部分患者在就诊之初就会有疼痛症状，一部分患者在经过相应抗肿瘤治疗之后会出现疼痛。但还有的肿瘤患者在整个疾病过程中均不会感觉到疼痛，这与肿瘤发生的部位和程度有关，而且每个人对疼痛的反应也不同，有的轻微，有的则剧烈。如果真的出现疼痛症状，尽快正规就医，可及时得到正确的治疗药物，不必提前准备止痛药。

6. 肿瘤患者出现疼痛症状是不是提示疾病进展了

答 并非如此。出现疼痛的原因有很多，有的疼痛与原发肿瘤有关，有的疼痛可能是患者合并有其他疾病所致，并非肿瘤进展，如肿瘤患者出现腰椎间盘突出所致的腰痛，合并有肩周炎出现的肩膀痛。部分开胸手术患者术后出现伤口疼痛，多数是与手术损伤有关。疼痛可以存在于肿瘤患者的各个阶段，因此肿瘤患者一旦出现疼痛需要及时就医查明原因，避免不必要的惶恐和治疗的延误。

117

7. 哪些情况会导致癌痛的症状加重

答 最常见的导致癌痛加重的原因还是与肿瘤疾病本身有关，但是疼痛的定义已经告诉我们，疼痛受多方面因素的影响，如果疼痛控制不佳，患者产生痛苦的体验经历，或者患者存在不良精神和心理因素，例如对待疾病是一种消极心态，缺少家属的照护和关爱，一直对某件事情耿耿于怀或对自身病情不了解，不能接受相关治疗等，都会导致癌痛症状加重。

8. 出现疼痛的部位就一定是肿瘤转移的部位吗

答 不一定。①疼痛不都是肿瘤转移引起的，也可能是诊疗的一系列操作导致的，如开胸手术后神经受损，会引起伤口周围疼痛；②在人体中存在牵涉痛的机制，尤其是内脏痛时表现更明显，如肝胆系统病变可能会引起右肩部不适，即病灶在身体甲部位出现，但是在身体乙部位会出现疼痛。这是由于支配部位是同一条神经，所以，刺激一端，可能导致另一端疼痛。但是绝大部分的癌痛，都是在病灶部位出现疼痛。

9. 癌痛不吃药，忍忍能过去吗

答 一般不能。只要病灶持续存在或带有损伤性的抗肿瘤治疗一直存在，癌痛则一般不会自行消退。出现疼痛千万不要忍痛，要及时就医，正确治疗，如果服药后疼痛缓解，还需按时服药。不痛就不服药，痛了再服，这都是错误的做法，会影响止痛效果。

10. 癌痛是怎么分类的

答 将癌痛进行分类是因为疼痛类型不同，治疗方式也不同。癌痛按病理生理学机制可以分为伤害感受性癌痛、神经病理性癌痛及混合性癌痛。①伤害感受性癌痛：这些感受器存在于人体的皮肤、肌肉及结缔组织等部位，常常在术后及骨转移的时候导致疼痛。②神经病理性癌痛：当周围及中枢神经系统受损时，就会出现这种疼痛。常发生于化疗、放疗及神经系统的手术后。③混合性癌痛：多数癌痛患者是混合性疼痛，可以其中一种疼痛为主。

11. 癌性神经病理性疼痛是什么

答 癌性神经病理性疼痛是指肿瘤发展或治疗过程中侵犯中枢或周围感觉神经系统造成的疼痛。一般是由于对神经的直接压迫或损伤引起的，持续性刺激最终导致疼痛中枢敏化。疼痛特点是烧灼样、放电样疼痛，刺痛或放射样疼痛。常见部位为腰骶部神经、颈部神经、上臂神经和坐骨神经等，这种疼痛对阿片类药物治疗缺乏敏感性。单用阿片类药物疗效欠佳，往往需要辅以非甾体抗炎药、三环类抗抑郁药、抗惊厥药等治疗，改善患者状况，必要时需要联合神经微创介入治疗。

12. 什么是副肿瘤综合征

答 副肿瘤综合征是指由肿瘤产生的生物活性物质引起的，与原发肿瘤或转移病灶无直接关系的各种症状和体征。有时候这些症状可能是某些恶性肿瘤的首发症状。可累及内分泌、神经肌肉、皮肤、骨骼和血液系统等各方面。目前机制不明，已知与以下几方面有关：①肿瘤本身产生一些有生物活性的物质；②肿瘤引起的自身免疫反应；③肿瘤细胞产生的异位激素；④肿瘤血管通透性增高，一些抗原性物质进入血液循环。所以出现一些症状时需要进行全面的检查，以防漏诊。

第六部分 癌 痛

二、癌痛的诊断

1. 癌痛评估原则是什么

答 癌痛是一种主观感觉，也就是说，患者说痛就是痛，患者说多痛就是有多痛。正确及时的评估才会得到正确及时的治疗。应遵循"常规、量化、全面、动态"的原则。就是说癌痛患者入院后 8 小时内即进行疼痛记录，用具体数字来表示疼痛程度，对病情全面评估，治疗过程中疼痛有变化需及时发现并调整治疗方案。

2. 癌痛怎么评估

答 癌痛是患者主诉。全面进行评估是合理有效进行治疗的前提，整个过程需要患者和家属的全面配合。癌痛程度的评估通常使用数字评分量表（Numeric Rating Scale，NRS）、词语分级量表（Verbal Rating Scale，VRS）、脸谱疼痛评定量表（Faces Pain Rating Scale，FPRS）及视觉模拟评分量表（Visual Analogue Scale，VAS）四种方法。由医生或者护士根据患者的认知程度，从中选取合适的评估方法。癌痛涉及多方面，还需要评估疼痛原因、性质、止痛治疗史、心理及精神状况、肿瘤及全身情况。

3. 患者如何向医生描述疼痛

答 就诊时向医生说明疼痛部位（最好用手指出具体位置及范围）、疼痛的程度（用数字评分法说明有多疼）、疼痛的性质（例如刀割样痛、刺痛、钝痛、酸痛、放射样痛、绞痛、搏动样痛、压迫痛等）、时间（开始时间、持续时间、变化和节律）、疼痛有无诱因、伴随症状、疼痛对患者的影响（对活动、行走的影响情况）以及目前的心理社会状况（是否焦虑、抑郁，有无社会支持等）。

4. 评估癌痛程度的 NRS 是怎么回事

答 此方法最为常用。将疼痛程度用数字 0 ～ 10 依次表示，0 表示无痛，10 表示能够想象的最剧烈的疼痛。轻度疼痛（1 ～ 3），中度疼痛（4 ～ 6），重度疼痛（7 ～ 10）。让被评估者在标尺上指出自己目前所感知的疼痛，大概是哪个数字范围。

5. VRS 是怎么回事

答 根据疼痛对患者的影响来进行评估。Ⅰ级（轻度）：有疼痛但可以忍受，生活正常，睡眠无干扰；Ⅱ级（中度）：

第六部分 癌 痛

疼痛明显，不能忍受，要求服用镇痛药物，睡眠受干扰；Ⅲ级（重度）：疼痛剧烈，不能忍受，需用镇痛药物，睡眠受干扰可伴有自主神经紊乱，同时会有因疼痛而让身体被迫处于一种姿势的可能。

6. 根据患者描述评估癌痛程度的 VAS 是怎么回事

答 类似癌痛数字评分法，不过在标尺上没有数字，只有一条线，一端代表无痛，一端代表剧痛。让患者在相应的疼痛程度的代表部位画上叉，以此来表达自己的疼痛。

7. 根据患者描述评估癌痛程度的 FPRS 是怎么回事

答 对于 3 岁以上儿童或者认知能力受限的其他患者，可采用此方法。将疼痛程度用不同的痛苦或舒适脸谱表情来表示，由快乐到悲伤再到哭泣的六个不同的面容，通俗易懂，由患者指出最能代表自己疼痛程度的脸谱。

8. 小于 3 岁不会表达的儿童疼痛怎么评估

答 可以使用儿童疼痛行为量表（Face, Legs, Activity, Cry, Consolability Behavioral Tool, FLACC），由父母或其他照顾者根据患儿的表现打分，分数相加，得到总分（表 6-1）。

表 6-1　FLACC 疼痛程度评分表

	0	1	2
面部表情	表情自然或微笑	偶尔扮鬼脸，表情淡漠	下颌颤动，咬紧牙关
腿部活动	自然体位，放松	不安，不停地动	踢腿或腿部蜷曲
体位	安静平躺，正常体位，可顺利移动	急促不安，来回移动，紧张，移动犹豫	呈弓形，僵硬或痉挛
哭闹	不哭（清醒或睡眠）	呻吟或呜咽，偶尔抱怨	连续哭吵、尖叫、抽泣，呻吟
可安慰度	满足，放松，不要求安慰	拥抱、谈话可安慰，可通过偶尔身体接触消除疑虑	安慰有困难

9. 简明疼痛评估量表（BPI）是什么

答　评估疼痛的简明疼痛评估量表主要测量疼痛的程度和疼痛对患者的影响。此表将多维的疼痛评估分解为多个单维条目，各项均以数字分级表示。有人体示意图，常用于对疼痛的评估和治疗后对治疗效果的评价。

10. 肿瘤本身引起的疼痛有哪些

答　常见的与肿瘤有关的疼痛有：①肿瘤侵犯神经系统：肿瘤侵犯脑膜、脑实质等出现颅内压力增高、头部胀痛；侵犯脊神经或外周神经，可出现神经痛，多为持续性锐痛，沿神经

第六部分　癌　痛

分布范围扩散；侵犯内脏神经丛，表现为持续性钝痛，定位不精确；②肿瘤侵犯空腔脏器：如侵犯肠道、胆管、胰腺腺管等会引起剧烈绞痛，阵发性加重；空腔脏器的穿孔、梗阻等会导致疼痛加重；③肿瘤侵犯血管、淋巴系统：肿瘤压迫、堵塞或浸润血管、淋巴管时引起血液或淋巴液回流障碍，产生明显肿胀、疼痛；④肿瘤侵犯骨骼：骨骼受侵，疼痛多剧烈，为钝痛，伴有深部压痛；后期会出现病理性骨折；⑤肿瘤自身分泌致痛物质：肿瘤坏死、裂解释放前列腺素、肿瘤坏死因子等致痛物质，肿物局部破溃、糜烂均可出现疼痛。

11. 当出现癌痛时，应该去哪个科就诊

答 多学科的共同参与，才能提高癌痛的诊疗水平。"癌痛三阶梯"治疗药物及辅助镇痛药物是癌痛治疗的基础，也可以同时接受各种神经微创介入手术。此外癌痛治疗还包括姑息性放疗、姑息性化疗及姑息性手术治疗等，由于专科属性和知识结构的不同，这些治疗措施不可能在一个科室完成。例如，疼痛科擅长疼痛的微创介入治疗，肿瘤内科擅长姑息性化疗，放疗科擅长姑息性放疗，心理科擅长心理疏导等。显然癌痛的全面治疗不是一个科室可以全部承担的，需要多科室协作。

12. 胰腺癌为什么会引起后背疼痛

答 胰腺癌恶性程度很高，不易早期诊断，对放化疗都不敏感。由于胰腺位于左中上腹，且是腹膜后位器官，因此胰

腺癌引起的疼痛主要表现为左中上腹的疼痛。早期的疼痛症状并不典型，患者可感觉左季肋部隐隐作痛，后期疼痛剧烈，这是肿瘤向后方侵犯腹腔神经丛所致，疼痛向体表神经分布区放散，常引起背部放射痛，疼痛部位不明确，呈钝痛、压痛，多呈持续性，在饭后加剧。

13. 得了食管癌会出现后背痛吗

答 食管癌是消化系统常见的恶性肿瘤之一，其典型的症状为进行性吞咽困难，主要表现为吃干硬食物时感觉食物嵌顿、哽咽，也有部分患者进食后感觉胸骨、后背部及肩胛部疼痛，这是肿瘤外侵而引起食管周围炎、纵隔炎或食管深层溃疡所致；也可能是病灶侵犯后纵隔周围组织，或转移至脊柱骨骼引起的。当食管癌进一步进展，转移至脊柱、侵犯脊髓可压迫脊神经导致疼痛甚至截瘫。

125

14. 肝癌患者为什么疼痛这么厉害

答 中晚期肝癌患者的主要症状之一就是剧烈疼痛，这是由于：①肝癌细胞浸润肝脏包膜或侵犯与肝脏相邻的淋巴结、神经、血管、腹膜、内脏或其后方的胸腰椎椎体，而产生疼痛。②肝癌细胞本身所分泌的化学致痛物质、坏死裂解产物、肿瘤代谢产物等刺激产生疼痛。初期时为隐痛、钝痛，之后疼痛逐渐加重，可有剧痛，翻身等体位变化时疼痛加重。右叶肝癌疼痛部位多为右腹部，并可向右肩部放射，早期容易被误诊为肩周炎。左肝病变疼痛部位多为剑突下或中腹部，有时候容易被误诊为胃病。

15. 副肿瘤综合征引起的疼痛有哪些

答 ①周围神经病变：肺癌时多见，疼痛多为刺痛、电击样疼痛。有的还伴有严重而持久的感觉异常和感觉性共济失调。②亚急性小脑脊髓变性：多见于肺癌和乳腺癌，出现肌肉萎缩无力和感觉异常。③皮肤病：皮肌炎、黑棘皮病等。伴发皮肌炎的肿瘤有胃癌、肺癌、恶性淋巴瘤和卵巢癌，皮肌炎往往出现在肿瘤之前，进展快，起病急，肿瘤得到有效控制后皮肌炎的症状和体征会很快消失，肿瘤复发，皮肌炎会再度出现。④骨关节病变：多见于肺癌、血液系统肿瘤，大小关节均可受累，可伴有杵状指／趾，大部分表现为负重时关节疼痛，早期多误诊为风湿免疫系统疾病。

16. 癌痛是阵发性疼痛还是持续性疼痛

答 癌痛一般为持续性疼痛，但是也存在癌性爆发痛。爆发痛是指在阿片类药物治疗持续性疼痛稳定的基础上，突然出现的短暂性、强度增大的疼痛。爆发痛分为诱发痛和自发痛，诱发痛可预知，例如，骨转移疼痛可因运动或变换体位等而诱发；自发痛不可预测，无明显诱因，随机发生。

三、癌痛的治疗与调护

1. 为什么要治疗癌痛

答 疼痛是肿瘤患者的常见症状，但是有的患者癌痛很严重了，还是拒绝服用止痛药物，觉得自己还能忍得住，或者是认为止痛药一吃就会"成瘾"。其实这是一种极其错误的做法，疼痛对人体影响很大，短期疼痛会导致患者情绪处于兴奋、焦虑状态。长期慢性疼痛可导致抑郁、血压升高、心率加快、免疫力下降，不利于疾病的控制。所以有了疼痛要及时到正规医院治疗。

127

2. 疼痛能忍吗

答 很多人凡事喜欢先忍一忍，认为这是一种美德。同样，恶性肿瘤患者出现疼痛时，也倾向于先忍一忍，常常会把轻度疼痛忍成严重疼痛。事实上，这是极其错误的做法，疼痛其实是人体的保护机制，出现疼痛说明身体有部位出现了状况，有可能与肿瘤有关，也可能与肿瘤无关，需要尽早查明原因，以便得到及时有效的治疗，避免延误病情。忍无可忍时，再想治疗就更困难了，可能会存在更严重的问题。

3. 癌痛应该怎么治疗

答　癌痛是一种症状，首先要针对原发肿瘤积极治疗，但有时恶性肿瘤难以根治，所以临床上针对癌痛的治疗，一般是对症治疗。目的是持续有效地控制疾病，缓解疼痛。止痛治疗原则有：①首先进行全面系统的疼痛评估；②及时规范有效地选用镇痛药物；③预防和处理镇痛药物的不良反应；④药物治疗效果不佳或不良反应不能耐受时，需要选择合适的非药物治疗方法。但是治疗癌痛并非一定达到无痛状态，治疗达标的标准是：①疼痛评分≤3分；②24小时爆发痛次数≤3次；③24小时需要解救药的次数≤3次。

4. 癌痛治疗药物使用原则是什么

答　癌痛治疗目前遵循世界卫生组织"癌痛三阶梯"镇痛原则，给药原则是：①首选无创（口服、透皮等）给药。②按阶梯用药：根据患者疼痛程度，有针对性地选用不同镇痛药物。轻度疼痛可选用布洛芬、对乙酰氨基酚等镇痛药物；中度疼痛可选用曲马多等弱阿片类药物或小剂量强阿片类药物；重度疼痛可选吗啡、羟考酮等强阿片类药。③按时用药：按规定时间间隔规律性服药，而并非什么时候痛什么时候服。④个体化：由于不同的患者对药物敏感程度有差异，使用阿片类药物无标准剂量，能够使患者疼痛得到缓解且不良反应最小的剂量就是正确的剂量。⑤注意具体细节：使用止痛药后密切观察患者疼痛缓解程度和机体反应情况，及时采取必要措施。

5. 癌痛止痛药有哪些种类

答 根据不同的分类方法，可以分为不同的种类：①根据止痛药的药效长短：分为即释片和缓释片；②根据药物的种类：分为非甾体类药物（如双氯芬酸钠、艾瑞昔布）、弱阿片类药物（如可待因、曲马多）、强阿片类药物（如吗啡、芬太尼、羟考酮、氢吗啡酮）。

6. 除了止痛药外，还有哪些药物可以帮助缓解癌痛

答 除了三阶梯止痛药物，还有一些癌痛辅助用药。例如：①镇静药：艾司唑仑、佐匹克隆、劳拉西泮等；②抗惊厥药：加巴喷丁、普瑞巴林；③抗抑郁类药：阿米替林、文拉法辛等。这些药物尽管不属于三阶梯止痛药的范畴，但是在一定情境下使用，能起到辅助镇痛的作用，常与止痛药物一起服用来治疗癌性神经病理性疼痛。

7. 肿瘤腹腔广泛转移引起的肠梗阻能用止痛药物吗

答 可以的。卵巢癌、结肠癌、宫颈癌等多种实体瘤晚期会出现腹膜、肠系膜、腹腔淋巴结等部位的转移，引起肠梗

第六部分 癌 痛

阻，这种肠梗阻称为恶性肠梗阻，往往是涉及多个肠段的不全梗阻，患者体质差，无外科手术指征。常见症状有恶心、呕吐、腹胀及明显的腹痛，除原有肿瘤引起的胀痛、隐痛外，还伴有阵发性腹部绞痛。这种情况除了针对原发病的病因治疗及肠梗阻的治疗外，是可以使用止痛药物缓解疼痛的。患者不能口服，可改变给药途径镇痛，例如使用芬太尼透皮贴或患者自控镇痛，静脉、皮下、鞘内持续泵入止痛药物。

8. 肿瘤脑转移时可以用阿片类止痛药物吗

答 可以的。肺癌、乳腺癌等肿瘤容易出现脑转移、脑膜转移，头痛原因主要是颅内压力增高或者脑膜受刺激，还可伴随恶心、呕吐或意识障碍。治疗主要是脱水降颅压、化疗和脑部放疗。虽然阿片类止痛药会导致脑血管扩张而加重颅内压，但是多数患者还伴有其他部位的疼痛，需要服用阿片类药物止痛，这种情况下在脱水降颅压的基础上是可以继续服用的。

9. 会阴痛怎么治疗

答 直肠癌或妇科恶性肿瘤如宫颈癌、卵巢癌等晚期往往会出现盆腔广泛转移，患者伴有会阴区疼痛、坠胀不适，尤其是直肠癌局部复发患者总是感觉肛门坠痛，大便排不净，这种疼痛属于神经病理性疼痛，严重影响了患者的生活质量。以上情况单用阿片类止痛药物治疗效果差，需要联合抗惊厥类药物如加巴喷丁、普瑞巴林及抗抑郁药物如阿米替林、文拉法辛、度洛西汀等，且联合疼痛微创介入治疗效果更佳。

10. 肺癌多发骨转移，腰部疼痛明显，都有哪些止痛措施

答 许多恶性肿瘤均可出现骨转移，尤以肺癌、乳腺癌、前列腺癌等为多见。有时虽然原发病灶控制得很好，骨转移部位则会出现剧烈疼痛，影响日常生活。治疗骨转移痛的方法有：①口服止痛药物是基础治疗，轻度疼痛从非阿片类药物开始服用，中重度疼痛可换用或联合阿片类药物；②使用双膦酸盐类药物，这类药物降低破骨细胞活性，还有止痛和抑制肿瘤细胞生长的作用；③姑息性化疗；④骨转移疼痛部位可给予姑息性放疗；⑤放射性核素治疗；⑥手术治疗，如骨水泥填充术、病理性骨折的内固定术；⑦制动，减少引起疼痛发作的不适活动。

11. 治疗肿瘤的过程会引起疼痛吗

答 会的。肿瘤治疗过程中可能会引起疼痛，如手术后的伤口疼痛，多数原因为神经末梢受损，其再生过程中引起疼痛；放疗后引起的放射性皮炎，化疗药物导致的末梢神经损伤，药物漏出血管外引起的局部组织疼痛；各种穿刺置管术后，穿刺部位也会疼痛等。

12. 胸部手术后很长时间伤口仍剧烈疼痛，是肿瘤复发了吗

答 许多患胸部肿瘤，如肺癌、食管癌等的患者，接受开胸手术后可能会面临切口周围慢性疼痛的问题，疼痛多为伤口周围烧灼样疼痛、刺痛、胀痛，局部皮肤麻木不适，甚至长期疼痛造成患者焦虑抑郁等精神障碍，这也就是我们常说的开胸术后疼痛综合征，而不是因为肿瘤进展了。疼痛最主要的原因是手术损伤肋间神经，修复过程中形成神经瘤，它会引起患者自发性的灼痛，属于神经病理性疼痛，出现这个情况需及早就医，尽快缓解疼痛，缩短病程。药物治疗以抗惊厥类药物加巴喷丁胶囊、普瑞巴林为首选，可以联合疼痛微创介入治疗。

13. 为什么化疗后手脚好像戴了手套袜套一样？还疼得很

答 长春新碱、奥沙利铂、紫杉醇等化疗药使用后可引起患者四肢末梢神经炎，表现为手足或四肢麻木无力、僵硬，像戴了手套、袜套一样，四肢怕痛，一碰触就有严重的针刺感，严重者会感觉整个手掌及足部、四肢甚至全身都像蚂蚁爬一样，患者常于夜间睡眠时症状明显以至麻醒。也有部分患者会出现四肢末端肤色发黑，化疗结束后可逐渐缓解。治疗可以采用营养神经药物、中药、理疗、按摩等治疗，如：①维生素：B族维生素如维生素 B_1、维生素 B_6、维生素 B_{12}；维生素 C 等；②静脉输液：胞二磷胆碱、654-2、丹参注射液等；

③激素治疗：使用氢化可的松或地塞米松，疗程 1 个月左右，逐渐减量。

14. 化疗后口腔溃疡严重，疼痛明显怎么办

答 化疗对一切活跃性的细胞都有杀伤力，口腔黏膜细胞和消化道黏膜细胞增生也相对比较活跃。所以，化疗药物如紫杉醇、奥沙利铂及一些靶向药物可以明显抑制这些细胞的增生，导致黏膜修复功能降低，产生溃疡。口腔溃疡严重者可伴有溃疡区域烧灼样疼痛，可以通过这些方法治疗：①服用复合维生素 B 促进黏膜修复；②经常用清水漱口、刷牙；③合并真菌感染时可使用 2% 碳酸氢钠漱口，如果疼痛严重，创面可喷洒局麻药物如利多卡因等；④破损的口腔黏膜可涂抹维生素 E；⑤避免刺激性、粗糙、辛辣及酸性的食物，多吃软食。

133

15. 化疗药外渗了，局部皮肤疼痛、破溃，能服用止痛药物吗

答 可以。化疗药物外渗是指在输注化疗药物过程中，药物渗漏到皮下组织，使注射部位出现红肿、疼痛，如果不及时处理会出现皮肤组织坏死，甚至肢体功能丧失。因此化疗时最好提前做好中心静脉置管，避免使用较细的外周血管，如果出现药物外渗立即停止输注，尽可能将皮下、针头内药物吸出，局部使用利多卡因和地塞米松阻滞，根据化疗药的

第六部分　癌　痛

种类选择冷敷或热敷，肿胀部位涂抹 1% 氢化可的松膏或用50% 硫酸镁湿敷。24 小时后可配合理疗。若局部渗漏皮肤出现发黑、溃疡，说明已经局部坏死，需要外科广泛切除坏死组织，换药、植皮，并尽早进行功能锻炼，避免局部肌肉萎缩，关节强直。出现明显疼痛可以选择非甾体类药物和阿片类药物镇痛治疗。

16. 肺癌放疗过程中为什么出现进食后胸骨后疼痛

答 放疗即放射治疗，是治疗肿瘤的主要手段之一，广泛地应用于胸部、腹部等各种实体瘤的治疗，如肺癌、食管癌、胸腺瘤等。但食管的鳞状上皮对放射性物质比较敏感，放疗过程中容易受到射线损伤，当与化疗同时进行时，这种食管损伤会更加严重。典型的症状为咽下疼痛或胸骨后疼痛。常于放疗后 1 周或数周内出现，一般患者症状较轻，经对症支持治疗后均可耐受，症状明显者需暂停放疗。严重者可出现胸部剧烈疼痛，如果出现发热、咳嗽、咳痰、呼吸困难、进食水后呛咳、呕吐甚至呕血等，应警惕食管穿孔或气管食管瘘的发生，需行进一步检查。

17. 放射性食管炎，疼痛剧烈不能进食，怎么治疗

答 放疗过程中食管炎症状严重者，应暂停放疗，及时处理，治疗上可以：①缓解食管平滑肌痉挛，使用如硝苯地

平（心痛定），饭前半小时服用磷酸铝凝胶等黏膜保护剂；②抑制胃酸，防止胃液反流入食管。饭前半小时服用 H_2 受体阻滞剂如雷尼替丁，质子泵抑制药如奥美拉唑等；③对症给予止吐、止血处理，避免凉热刺激，予以高热量、高蛋白质、高维生素、易消化的软食；④使用糖皮质激素如口服泼尼松（强的松），以减轻食管黏膜损伤；⑤症状严重者可考虑暂停照射或延长疗程间歇期；⑥怀疑有穿孔者需行消化道造影证实，并给予禁食、输液、抗感染治疗。

18. 肝癌介入术后疼痛剧烈正常吗

答 肝癌介入治疗目前是除手术以外治疗肝癌的主要方法，目的是堵塞肿瘤血管，减少肿瘤血供。做完介入治疗，肿瘤坏死、吸收及分泌的物质会引起肝区疼痛、肝功能异常，甚至还会出现发热，这是正常的，如果疼痛剧烈，可用吗啡止痛。发热可使用赖氨匹林对症处理，但是要注意观察药物的不良反应，预防肝性脑病的发生。肝癌本身也会引起疼痛，需注意区分疼痛的原因。

135

19. 为什么锁骨上淋巴结放疗后颈部疼痛、上肢麻木

答 许多实体瘤后期往往出现颈部淋巴结转移，放疗是一重要治疗手段，但有的患者放疗后数月甚至数年后会出现肿大的淋巴结已消退，而上肢的麻木、疼痛、无力越来越重，这

可能是由于放疗导致的臂丛神经损伤，也就是放射性神经炎。这是一种不可逆的损伤，只能力求缓解疼痛、控制病情发展。可使用抗惊厥类药物，如加巴喷丁、普瑞巴林等，疼痛明显可加用消炎镇痛药物或阿片类药物，同时可加用 B 族维生素营养神经及理疗等方法，有研究报道神经松解及健康组织瓣移植覆盖创面可以缓解症状。治疗前需要进一步检查，排除肿瘤复发、转移及压迫神经的情况。

20. 肿瘤截肢术后仍有疼痛怎么办

答 骨肉瘤或肿瘤转移至四肢骨骼等情况，有时候需要截肢治疗，截肢术后患者可能会出现疼痛，有截肢残端疼痛或幻肢痛（已截去肢体感到疼痛），加巴喷丁和普瑞巴林是一线药物，疼痛剧烈可加用阿片类药物。尤其是幻肢痛，常规止痛药物效果差，可联合疼痛微创介入治疗。截肢后的患者多存在心理障碍，如焦虑、失眠、抑郁、悲观等消极情绪，严重者甚至还会有自杀倾向，因此还需要及时给予心理疏导。

21. 放疗的患者饮食应注意什么

答 饮食宜选用高热量、高蛋白、高维生素、低脂肪、易消化的清淡食物，忌吃辛辣刺激的食物，戒烟酒，鼓励患者多饮水，每日 3000 毫升，以增加尿量，促进放疗破裂死亡的肿瘤细胞所释放出的毒素排出体外，减轻全身的放疗反应。

22. 化疗的患者饮食应注意什么

答 化疗药对增生旺盛的胃肠道上皮有抑制作用，化疗患者常有恶心、呕吐、食欲缺乏、腹泻等胃肠道反应。化疗期间应给予清淡、易消化饮食，既往化疗有严重呕吐史的患者化疗当日少进食。

23. 怎样给癌痛患者进行心理治疗

答 由于患者在患癌症后有不同程度的心理障碍，如焦虑、恐惧、孤独、绝望，这些都会影响癌痛的感觉。因此，癌痛的心理治疗是不容忽视的。积极去除不良心理因素，让患者调整到良好的心理状态去克服癌痛。护士对患者要有强烈的爱心，请其他有癌痛史的患者介绍经验，帮助患者建立治疗信心；调整患者的情绪和行为，可转移注意力，如唱歌、计数、读书、听音乐等，进行放松活动和意念训练；对患者做好宣传教育工作，可通过语言交流或文字资料向患者宣传正确知识，如疼痛评估、癌痛的药物治疗和其他方法治疗的知识，纠正患者对癌痛治疗的错误认识。伴有抑郁症的患者应请心理医生给予治疗。

24. 癌痛患者能热敷吗

答 热敷可促进血液运输，使肌肉松弛，减轻疼痛、紧张和焦虑。用布包裹温水袋敷于疼痛处，或将毛巾放在65℃的水

137

中浸透取出拧干，装入塑料袋内，外面用布包裹敷于痛处 30 分钟可减轻疼痛，操作时注意避免烫伤。但放射治疗区域组织不能热敷，肿瘤病变区域不宜用透热治疗或超声波理疗。

25. 癌痛患者能冷敷吗

答 冷敷可减轻炎症，延缓神经传导速度，使冷的感觉居于支配地位，从而减轻疼痛。操作方法是将毛巾裹冰块或冷湿毛巾放在身体表面疼痛部位，每次持续时间不超过 15 分钟。与热敷相比，冷敷止痛作用持续的时间较长。但不宜用于外周血管性病变区域或放射治疗损伤区域。

第七部分

疑难疼痛

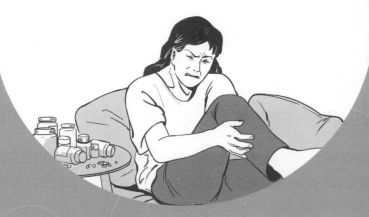

一、疑难疼痛的基本认识

1. 什么是复杂的局部疼痛综合征

答 复杂的局部疼痛综合征（CRPS）指继发于局部损伤或全身性疾病之后出现的以严重顽固性、多变性疼痛为特征的临床综合征，常伴发自主神经功能障碍和营养不良，其严重程度与病程远远超过当初致病因素引起的损伤。1995年，国际疼痛学会（IASP）提出了CRPS的概念，并将反射性交感神经营养不良命名为复杂的局部疼痛综合征Ⅰ型（CRPS Type Ⅰ），将灼性神经痛命名为复杂的局部疼痛综合征Ⅱ型（CRPS Type Ⅱ）。Ⅰ型与Ⅱ型临床表现相似，但Ⅰ型有神经损伤的可能性，可是不能确定是什么神经受损；而Ⅱ型一般有较明显且明确的神经损伤。

2. 幻肢痛是一种幻觉现象吗

答 幻肢痛是指主观感觉已被截除的肢体仍然存在，并且伴有剧烈疼痛，实际上是一种幻觉现象。疼痛常在截肢后出现，发生于肢体远端，实际疼痛部位已截除，疼痛性质可为搏动性痛、烧灼样痛、针刺样痛、钻孔样痛或压迫感、强直感、痒感等，呈阵发性加重，常于安静状态或夜间出现，情绪及气候变化可诱发或加重，截肢残端常有瘢痕和神经瘤，局部皮肤过敏，轻触可引起整个肢体放射性疼痛。

3. 什么是残端痛

答 残端痛也称为残肢痛，是指截肢后所产生的断（残）端疼痛。易发生于高位截肢或肩、髋关节离断后，上肢较下肢多见。截肢后周围神经干切断常形成神经瘤，产生疼痛。截肢残端骨刺的形成是残端痛的另一原因，由于截肢时骨断端处理不当，骨断端不平整而使骨刺刺入周围组织造成疼痛。

4. 糖尿病性神经病变高发的原因是什么

答 葡萄糖进入神经细胞时不需要胰岛素的帮助，所以糖尿病患者神经细胞内的葡萄糖浓度通常较高。这些葡萄糖在醛糖还原酶的催化下，首先生成山梨醇，进而又转变为果糖，使神经细胞内的渗透压升高。

由于患者血糖高，神经细胞中的蛋白质发生糖化变性，再加上糖尿病微血管病变造成局部缺氧，最终导致神经细胞肿胀，神经纤维鞘膜脱落，神经病变发生。

糖尿病神经病变的发病机制包括代谢异常、血管性缺氧、遗传、自身免疫四个方面。

5. 截肢患者术后什么时候发生幻肢痛

答 幻肢痛通常在截肢后一周或者数周内出现，也有数月、数年后出现者，呈持续性，夜间加重，与患者的情绪变化有相应的关系。

6. 为什么说幻肢痛与精神心理有关

答 迄今为止，对幻肢痛的病理机制认识尚不十分清楚，有关学说很多，大致可分为两种。一种是末梢刺激学说，即来自断端神经瘤的刺激，传至中枢（视丘）而产生幻觉和幻肢痛。另一种是中枢神经学说，即典型心理学理论，认为这是一种心理作用。也就是说长年累月来自末梢的感觉已在脑皮质形成体象，其中一部分突然消失，但体象并不从中枢消失，从而产生幻肢现象。多年来，心理或情绪因素可以影响疼痛及其程度已经是众所周知的现象，在幻肢痛的发生、发展过程中它们更是受到人们的关注。由于在临床上许多患者伴随心理异常，甚至有人认为幻肢痛就是一种"心理疾病"，尤其在截肢手术后的最初几个月内，大约有 2/3 的患者有明显的心理问题。其中以抑郁情绪、僵直感、过度自信、人际关系障碍和无助感为突出表现，他们同时都会主诉明显的幻肢疼痛症状。

研究显示，幻肢痛的发生与患者对截肢手术痛苦经历的记忆有关。截肢术前的疼痛经历、术中的疼痛刺激及术后的疼痛持续都是幻肢痛发生的诱因，如果截肢术前疼痛程度剧

143

烈，幻肢痛的发生率也高。从心理学的角度看，截肢前对于截肢不能够很好理解的患者截肢术后疼痛严重的情况多见，因此，应重视截肢前的心理教育。术前医生应该清楚地告诉患者截肢后幻肢感谁都有可能发生，幻肢痛也可能会出现。对于幻肢痛可能的诱因，诸如生活不安定因素、截肢患者害怕回归社会，以及假肢的种类、性能、合适程度或者家庭经济能力等对每个患者都要具体分析，尽可能地解决患者的心理负担。既然心理因素与幻肢痛的发生和病程延长有关系，因此，希望能得到更多来自社会的帮助以减少幻肢痛的发生。术前、术中、术后的无痛和心理支持是幻肢痛的重要预防措施。

7. 什么是"触发带"现象

答 临床上发现截肢后不同程度刺激患者体表的某些区域可能诱发幻肢感或幻肢痛，有人称这些特定的区域为"触发带"。这是一个非常值得讨论的现象。一些上肢高位截肢并伴有幻肢感者在双侧面部、颈部、上胸部和上背部可发现多组触发带。如果在触发带加以痛刺激，往往可以引起幻肢痛。截肢后幻肢痛越明显的人，能引起幻肢痛的触发带的数目就越多。虽然触发带的大小可能出现动态改变，但似乎始终与幻肢有一定的对应关系。如果中枢不同水平持续接受来自损伤神经纤维和体表触发带的伤害性刺激，就可能形成固定的体表触发带现象。

8. 什么是强直性脊柱炎

答 强直性脊柱炎（Ankylosing Spondylitis，AS）是脊椎的慢性进行性炎症，是以骶髂关节和脊柱附着点炎症为主要病变的疾病。也有定义为主要累及脊柱、中轴骨骼和四肢大关节，并以椎间盘纤维环及其附近结缔组织纤维化和骨化及关节强直为病变特点的慢性炎性疾病。与人类白细胞相关抗原HLA-B27 强关联。其特点是病变常从骶髂关节开始逐渐向上蔓延至脊柱，导致纤维性或骨性强直和畸形。本病属血清阴性反应的结缔组织疾病，以此与类风湿关节炎相鉴别。病因尚不清楚，但 HLA-B27 与本病相关，强直性脊柱炎 HLA-B27 的阳性率可高达 88% ～ 96%。

145

9. 哪些人群好发强直性脊柱炎

答 强直性脊柱炎好发于 16 ～ 30 岁的青壮年，男性占90%，有明显的家族遗传倾向。

10. 什么是类风湿关节炎

答 类风湿关节炎（RA）又称类风湿，是一种病因尚未明确的以关节病变为主的非特异性炎症，以慢性、对称性、多关节滑膜炎和关节外病变为主要临床表现，属于自身免疫性疾病。好发于手、腕、足等小关节，反复发作，呈对称分布。表现为全身多发性和对称性慢性关节炎，其特点是关节痛和肿胀反复发作伴进行性发展，最终导致关节破坏、强直和畸形。

11. 引起类风湿关节炎的因素有哪些

答 类风湿关节炎病因尚不清楚，可能与下列因素有关：①自身免疫反应：人类白细胞相关抗原 HLA–DR4 与本病有不同程度的相关性，在某些环境因素作用下与短链多肽结合，激活 T 细胞，可产生自身免疫反应，导致滑膜增生、血管翳形成、炎性细胞聚集和软骨退变；②感染：本病发展过程中的一些特征与感染相符，多数人认为甲型链球菌感染为本病诱因；③遗传因素：类风湿关节炎有明显的遗传特点，发病率在类风湿关节炎患者家族中明显增高。

二、 疑难疼痛的诊断

1. 幻肢痛的疼痛程度和伴随症状是怎样的

答 幻肢痛的疼痛程度因人而异，临床上一般差异都比较大。部分患者可能仅仅是有局部激惹或不适感觉，部分患者却出现剧烈疼痛难以忍受的感觉，这类疼痛常常伴随感觉异常。由于剧烈疼痛，患者的日常生活、休息、社会活动、睡眠等都会受到明显影响。另外幻肢痛患者常常出现注意力不能集中、情绪低落、睡眠障碍等情况，也会出现不同程度的心理、行为异常。

2. 截肢前有无疼痛对幻肢痛有影响吗

答 截肢前有严重疼痛的患者比那些截肢前没有疼痛的患者更易发生幻肢痛，而且这些患者发生幻肢痛的疼痛性质、疼痛部位与截肢前的疼痛相似。

3. 什么是幻肢痛的调节效应

答 幻肢痛的感受在不同患者，甚至同一患者的不同阶段变化多样。已知有许多因素可使幻肢痛发生变化，如精神紧张、情绪苦恼、残端触摸或受压、天气变化、刺激身体其他部位、佩戴假肢等。这些因素作用于患者，可使原本无痛的幻肢现象出现疼痛甚至疼痛加剧，也可使幻肢痛减轻或消失。

4. 幻肢痛与截肢后残端痛如何鉴别

答 幻肢痛的疼痛部位常位于截肢的残端或非残端，而残端痛仅位于截肢的残端。难以与截肢后残端痛相鉴别时，可行诊断性神经阻滞、局部压痛点注射或局部神经阻滞，上述疗法常可使残端痛缓解，却不能使幻肢痛缓解。

5. 复杂的局部疼痛综合征的临床表现是怎样的

答 （1）疼痛：是复杂的局部疼痛综合征最重要的症状，大多数患者表现为自发痛与诱发痛并存，诱发痛包括痛觉倒错与痛觉过敏。诱发因素通常包括机械性、温热性、精神性刺激等。疼痛部位超越当初损伤的区域，严重程度及病程与最初损伤不相符，性质多种多样。一般患者描述为烧灼样，持续固定或搏动性疼痛，Ⅱ型患者经常伴有发作性疼痛。一些患者仅存在疼痛而无其他症状，也有少数患者在病程的某些阶段不发生疼痛。

（2）自主神经功能改变：一些患者在一定时期出现自主神经功能改变。常见皮肤温度与颜色改变及出汗增多、皮

148

肤湿润潮红、温度升高或降低不定。早期常因血管运动神经功能障碍出现水肿，或水肿体征不明显，但患者主诉肿胀感。

（3）运动功能改变：患者运动功能改变的客观征象多种多样，主要表现为受累区域功能不全。因为剧烈疼痛常常使患者保护性地减少肢体活动，久而久之因肌肉无力、失用、挛缩及关节僵直导致运动受限。少数患者可观察到肌肉震颤与肌张力障碍。

（4）营养障碍：皮肤改变包括变薄、外观发亮，也可出现变厚及脱屑。毛发脱落或异常粗糙，指甲变厚。常常发生失用性骨质疏松，但偶尔发现不明原因的骨矿物质成分丢失。

（5）心理因素：长期的剧烈疼痛、功能丧失及缺乏明确的诊断，常导致许多患者出现焦虑、恐惧、抑郁等情绪。应该与原发性精神疾病出现疼痛症状相鉴别。

（6）其他：复杂的局部疼痛综合征可具有游走性、复发性，或四肢中两个或以上肢体同时发生，但这种情况极少见。有时出现反复发作的难治性皮肤感染（与慢性水肿有关）、自发性血肿、色素沉着、手掌或脚掌皮肤结节性筋膜炎与杵状指（趾）。

6. 残端痛的临床表现和诊断要点是什么

答 （1）残端痛常于截肢伤口愈合后一段时间才出现，随时间推移逐渐加重。

（2）残端痛多呈跳痛、刺痛或灼痛。

（3）残端痛常伴有幻肢痛，情绪波动、声音嘈杂或天气变化均可使疼痛加重。

（4）残端痛患者的疼痛多为弥散性疼痛，可由整个断端向身体其他部位放射。

（5）少数患者的疼痛也可能较局限，仅位于断端的局部区域内。

（6）检查残端常可发现有显著的压痛点。断端的局部非常敏感，受到触碰、抚摸、假肢压迫或一些其他的轻微刺激即可引起剧痛。

（7）有时可触到瘢痕硬结或明显的骨刺。X线摄片可确定。

（8）难以确定诊断时可行诊断性局部神经阻滞。

7. 糖尿病神经病变的分类与特点是怎样的

答 （1）中枢神经系统病变：①脑病与脑血管病：急性并发症的脑水肿、缺血性脑卒中、出血性脑卒中；②脊髓病变：包括假性脊髓痨、肌萎缩、侧索硬化综合征等，可见肢体的感觉与运动失常、位置觉消失、排尿困难、阳痿等。

（2）周围神经病变：①对称性多发性周围神经病变；②非对称性单神经病变；③颅神经病变：如上眼睑抬不起、眼球活动障碍、视物双影、听力下降、口眼歪斜等；④感觉神经病变：主要为末梢神经炎，常表现为肢体疼痛、麻木，有烧灼感、蚁走感，触觉过敏，步行不扎实，容易跌倒等；⑤运动神经病变：可见全身乏力、肌肉萎缩、肢体疼痛，偶有肢体瘫痪；⑥自主神经病变：可见多汗、大汗、腹胀、大便失常、腹泻便秘交替、直立性低血压、排尿障碍、小便淋漓不尽、阳痪、不育等。

8. 如何早期发现糖尿病神经病变

答 糖尿病神经病变早期由于临床症状不明显，患者往往很难察觉；随着病情的发展，可陆续出现如手足麻木、疼痛、感觉迟钝、直立性低血压、静息心动过速等各种临床症状，但此时病情往往已不是早期。因此，对糖尿病神经病变进行早期筛查是非常有必要的。只有早发现、早治疗，才有可能避免出现严重并发症或明显疼痛等不良后果。

症状典型者，通过症状主诉，结合多年的糖尿病史，大致可做出临床判断；但对于症状不明显的早期神经病变者，则必须通过体格检查和一些特殊的检查才能发现并确诊。检查项目主要包括：

（1）痛觉检查：主要通过测定足部对针刺所引起疼痛的不同反应，来初步评估末梢感觉神经的功能情况。

（2）温度觉检查：在水杯中分别倒入凉水和温水，然后用杯壁接触足部皮肤，如果患者对冷热变化无感觉，说明温度觉丧失。

（3）触觉检查：用一根特制的 10g 尼龙丝在双足拇指及第 I、第 V 跖骨头的掌面进行触压刺激，如果患者没有感觉，则说明触觉减退。

（4）震动觉检查：将 128Hz 的音叉置于患者的双足拇指

背面的骨隆突处，如果患者对音叉引起的振动感觉减弱或消失，则提示神经震动觉异常。

（5）位置觉检查：让患者闭上眼睛，然后上顶或下压脚趾（或手指），如果患者不能辨别脚趾（或手指）的移动方向，则提示神经位置觉异常。

（6）立卧位血压测试：先让患者平卧于床上，安静环境下休息 15 分钟。将袖带固定于患者右上臂，测量血压。测量后不要解开袖带，嘱患者立即站立起来，上抬右臂使袖带、血压计与心脏保持同一水平，同时快速测量血压。如果立位时收缩压较卧位时下降 20mmHg 以上或舒张压下降 10mmHg 以上，即可判断为"体位性低血压"。

（7）双足跟腱反射检查：用叩诊锤叩击患者双侧的跟腱，如果患者跟腱反射减弱或消失，提示存在周围神经病变。

一般建议：1 型糖尿病患者在诊断 5 年之后，应进行糖尿病神经病变的筛查；2 型糖尿病患者在诊断之初，即应进行糖尿病神经病变的筛查，并且之后每年至少筛查 1 次。

筛查结果异常的患者，在排除其他病变（如颈腰椎病变、脑梗死、格林巴利综合征等）的情况下，便可确诊为糖尿病神经病变。有条件的医院，还可进一步做神经电生理检查（如肌电图、神经电位等），这类患者往往有神经传导速度减慢、动作电位波幅降低的情况，这也是目前筛查早期糖尿病神经病变的主要手段。

9. 强直性脊柱炎的早期症状有什么特点

答 早期主要表现为下腰痛或骶髂部不适、疼痛或发僵。晨起或久坐起立时腰部发僵明显，但活动后减轻。也可表现为臀部、腹股沟酸痛或不适，症状可向下肢放射。少数以颈、胸痛首发。症状在静止、休息时加重，活动后缓解。半数患者以下肢大关节如髋、膝、踝关节炎症为首发症状，常为非对称性，反复发作。

10. 强直性脊柱炎的晚期症状有什么特点

答 晚期脊柱僵硬可致躯干和髋关节屈曲，最终发生驼背畸形，严重者可强直大于90°屈曲位，不能平视，视野仅限于足下。胸椎呈后凸，骨性强直而头部前伸畸形。由于颈、腰部不能旋转，侧视时必须转动全身。若髋关节受累则呈摇摆步态。个别患者症状始自颈椎，逐渐向下波及胸椎和腰椎，称为Bechterew病，容易累及神经根而发生上肢瘫痪、呼吸困难，预后较差。

11. 强直性脊柱炎X线检查有何典型表现

答 早期骶髂关节骨质疏松，关节边缘呈虫蚀状改变，间隙不规则增宽，软骨下骨有硬化致密改变；以后关节面渐趋模糊，间隙逐渐变窄，直至双侧骶髂关节完全融合。椎间小关节出现类似变化，形成广泛而严重的骨化性骨

桥表现，称为"竹节样脊柱"。病变晚期累及髋关节呈骨性
强直。

12. 类风湿关节炎好发于男性还是女性

答 类风湿关节炎多发生在 20 ～ 45 岁的女性中。

13. 类风湿关节炎的患者有何表现

答 早期出现乏力，全身肌肉痛，低热和手足麻木、刺
痛等全身症状，以及反复发作的、对称性、多发性小关节炎。
受累关节以近端指间关节、掌指关节、腕、肘、肩、膝和足趾
关节最为多见；颈椎、颞颌关节、胸锁和肩锁关节也可受累，
并伴活动受限；髋关节受累少见。关节炎常表现为对称性、持
续性肿胀和压痛，晨僵常可持续 1 小时以上。最为常见的关节
畸形是腕和肘关节强直、掌指关节的半脱位、手指向尺侧偏斜
和呈"天鹅颈"样表现。

14. 类风湿关节炎的诊断标准是什么

答 目前国际上通用的仍是 1987 年美国风湿病协会修订
的诊断标准：①晨起关节僵硬至少 1 小时（≥ 6 周）；② 3 个
或 3 个以上关节肿胀（≥ 6 周）；③腕、掌指关节或近侧指
间关节肿胀（≥ 6 周）；④对称性关节肿胀（≥ 6 周）；⑤皮
下结节；⑥手、腕关节 X 线平片有明确的骨质疏松或骨侵蚀；

154

⑦类风湿因子阳性（滴度＞1：32）。确认本病需具备4条或4条以上标准。

15. 类风湿关节炎患者出现的晨僵有何特点

答 95%以上的患者有关节晨僵。晨僵是指病变关节在夜间静止不动后，晨起时出现较长时间的受累关节僵硬和活动受限。病情严重时全身关节均可出现僵硬感。起床经活动或温暖后晨僵症状可减轻或消失。晨僵常伴有肢端或指（趾）发冷和麻木感。

16. 类风湿关节炎的实验室检查结果是怎样的

答 血红蛋白减少，白细胞计数正常或降低，但淋巴细胞计数增加。70%～80%的患者类风湿因子阳性，但其他结缔组织疾病也可表现为阳性。血沉加快，C-反应蛋白增高，血清IgG、IgA、IgM增高。关节液混浊，黏稠度降低，黏蛋白凝固力差，糖含量降低，细菌培养阴性。

17. 类风湿关节炎的X线表现是怎样的

答 早期关节周围软组织肿大，关节间隙增宽，关节周围骨质疏松，随病变发展关节周围骨质疏松更明显，关节面边缘模糊不清，关节间隙逐渐变窄。晚期关节间隙消失，最终出现骨性强直。

三、疑难疼痛的治疗与调护

1. 截肢患者术后发生幻肢痛如何处理

答 （1）加强心理护理，引导患者关注残端，帮助其心理接受。

（2）指导患者放松，分散注意力，避免受凉等诱发因素，也可采用物理疗法，如热敷、蜡疗等。

（3）术前肢体疼痛严重者，应定时服用止痛药，避免肢体长时间疼痛，也可以减少术后幻肢痛的发生。

2. 幻肢痛的神经阻滞治疗和残端探查术是怎样的

答 神经阻滞治疗：①神经干周围阻滞：对发病早期且幻肢痛较轻者，可在相应的神经干周围局部阻滞，注射 0.5% 利多卡因 10 毫升加入适量糖皮质激素；②星状神经节阻滞：对上肢幻肢痛效果较好。每次可注射 0.5% ～ 1.0% 利多卡因 8 ～ 10 毫升；③腰椎旁交感神经节阻滞：一般对下肢幻肢痛可行 T_2、T_3 交感神经节局麻药阻滞，必要时可用酒精损毁腰椎旁交感神经节，先注射 2% 利多卡因 5 毫升，然后注射无水酒精 1 ～ 3 毫升。

残端探查术的目的是去除来自残端的各种刺激因素。可酌情施行残端探查术，切除残端瘢痕组织、神经瘤和松解神经血管束。也可采用微孔滤膜或医用生物膜将神经断端囊状包裹、神经束结扎术、神经断端吻合术、肌肉包埋术等。

3. 复杂的局部疼痛综合征如何进行康复治疗

答 （1）物理疗法：①主动或被动的训练。②皮电刺激：应用一定频率、一定波宽的低频脉冲电流作用于体表刺激感觉神经，经皮电刺激是通过激活内源性阿片肽而镇痛，也可刺激疼痛部位的神经纤维，抑制痛感的传递，减轻组织水肿，达到镇痛的效果。方法为每天 1 ～ 3 次，每次 20 ～ 60 分钟，可以较长时间连续治疗。③超声疗法。④热疗：可以提高患者耐痛力，这种方法可以使肌肉放松，减少肌肉痉挛，同时使血管扩张，血液循环加速，促进炎症吸收，减少致痛因素，方法有电热垫、热水袋、热水浸泡、热水浴或蜡浴等。

（2）心理疗法：要从心理上给予必要安慰，生活上给予关心和帮助，结合患者的兴趣爱好，引导其转移注意力，如进行体育活动、娱乐和学习等来解除精神上的压力，使患者重新适应生活和工作，返回社会。

（3）药物疗法：①止痛药：例如阿司匹林、去痛片（索米痛片）、芬必得（布洛芬）、扶他林、吗啡、芬太尼等；②激素：口服泼尼松，从大剂量开始，然后迅速减量；③药物神经阻滞：可分为局麻药阻滞、星状神经节阻滞、持续椎旁交

157

感神经阻滞、躯体神经阻滞等方法。尽管复杂的局部疼痛综合征的发病机制不仅仅局限于交感神经活性增高，但应用局麻药行选择性交感神经阻滞仍是患者的主要治疗方法。

（4）手术治疗：可行外科交感神经切除术、交感神经射频毁损术等。

4. 残端痛的治疗方法有哪些

答 （1）对症治疗：应用非甾体类抗炎药和抗惊厥药缓解疼痛。

（2）神经阻滞疗法：在断端压痛明显处，注射局麻药和糖皮质激素混合液。也可注射肉毒素。

（3）局部神经毁损术：在断端局部应用局麻药浸润麻醉后，注射无水酒精或 5% 酚溶液或 75% 酚甘油溶液等神经毁损药。也可行射频热凝术。

（4）手术治疗：可行残端探查术以切除瘢痕组织、神经瘤、骨刺和松解神经血管束。

5. 糖尿病神经病变如何防治

答 （1）针对病因和发病机制的治疗：包括控制血糖、生活方式干预、营养神经、抗氧化应激、抑制醛糖还原酶活性、改善微循环及细胞能量代谢等；一些中药也可以用于糖尿病神经病变的治疗。

1）控制血糖：1 型糖尿病及 2 型糖尿病患者尽早积极控

制血糖以预防或延缓远端对称性多发性神经病变（DSPN）及自主神经病变的发生。对于病情较晚期、有多种危险因素和共病的 2 型糖尿病患者，应强化以患者为中心的综合管理以预防 DSPN 的发生。

2）生活方式干预：在糖尿病前期、代谢综合征以及 2 型糖尿病患者中，推荐生活方式干预用于预防 DSPN 的发生。

3）营养神经：如甲钴胺，甲钴胺针剂 500 ～ 1000 μg/d 肌内注射或静脉滴注 2 ～ 4 周，其后给予甲钴胺片 500 μg，每日 3 次口服，疗程至少 3 个月。

4）抗氧化应激：α - 硫辛酸（简称硫辛酸），600mg/d，疗程 3 个月；症状明显者先采用 α - 硫辛酸针剂 600mg/d 静脉滴注 2 ～ 4 周，其后 600mg/d 口服序贯治疗。

5）抑制醛糖还原酶活性：依帕司他，成人剂量每次 50mg，每日 3 次，于餐前口服，疗程至少 3 个月。

6）改善微循环：①前列腺素及前列腺素类似物：前列腺素 E_1 脂微球载体制剂 10 μg/d 静脉滴注 2 周，然后序贯给予贝前列腺素钠 20 ～ 40 μg，每日 2 ～ 3 次，口服，连续治疗 8 周；②己酮可可碱：静脉注射或静脉缓慢滴注，一次 0.1 ～ 0.2g，每日 1 ～ 2 次，连续使用 8 周；口服的缓释片每日 1 ～ 2 次，一次 0.4g，连续使用 8 周；③胰激肽原酶：每日 40U，肌内注射，连续 10 日，然后隔天肌内注射一次，连续治疗 20 日作为一个疗程。口服制剂为 120 ～ 240U/ 次，每日 3 次，疗程为 3 个月。

7）改善细胞能量代谢：乙酰左卡尼汀 250 ～ 500mg，口服，每日 2 ～ 3 次，疗程为 6 个月。

（2）中药治疗：一些具有活血化瘀作用的植物药及中药制剂也常被用于糖尿病神经病变的治疗，如木丹颗粒、复方丹参滴丸。

1）木丹颗粒：一次 1 袋（7g），每日 3 次，饭后 30 分钟服用，用温开水冲服。4 周为 1 个疗程，可连续服用 2 个疗程。

2）复方丹参滴丸：每次 15 丸，每日 3 次，3 个月为 1 个疗程。

（3）痛性 DSPN 的治疗：糖尿病神经病理性疼痛治疗包括药物治疗和非药物治疗。

1）药物治疗：①抗惊厥类药：如普瑞巴林、加巴喷丁等；②5-羟色胺-去甲肾上腺素再摄取抑制药：如度洛西汀、文拉法辛等；③三环类抗抑郁药：如阿米替林；④阿片类药物：如他喷他多和曲马多；⑤局部用药：如辣椒素贴片、利多卡因贴剂。治疗糖尿病神经病理性疼痛，应考虑首先选用普瑞巴林或度洛西汀。考虑到患者的社会经济情况、共患病和潜在的药物相互作用，加巴喷丁也可以作为一种有效的初始治疗药物。三环类抗抑郁药也可有效减轻糖尿病患者的神经病理性疼痛，但其发生严重不良反应的风险较高，故应谨慎使用。阿片类药物（包括他喷他多和曲马多）由于存在成瘾和其他并发症的高风险，不推荐作为治疗 DSPN 相关疼痛的一线或二线药物。

2）非药物治疗：主要是针灸治疗和电刺激治疗。针灸治疗结合了祖国医学的理论，针灸镇痛在临床上已被广泛接受。电刺激治疗包括经皮神经电刺激治疗、脊髓电刺激治疗和调频电磁神经刺激等。

（4）自主神经病变的治疗：目前，糖尿病自主神经病变仍然缺乏有效的病因学治疗，治疗的重点仍然在于改善临床症状。

1）心脏自主神经病变：严重心脏自主神经病变的患者主要表现为直立性低血压，治疗目的在于减轻症状、延长站立时间、改善患者体能和增强日常活动能力，而非单纯地提高站立位血压。建议分为四个步骤：第一步，评估和调整目前用药，停用或减量使用可能加重直立性低血压症状的药物（包括多巴胺能药物、三环类抗抑郁药物、抗胆碱能药物及各种降压药物等）；第二步，非药物治疗措施；第三步，单药治疗；第四步，联合用药。迄今为止，获得美国食品和药品监督管理局批准的治疗直立性低血压的药物仅有米多君和屈昔多巴，另外推荐使用的药物为氟氢可的松和溴吡斯的明。

2）胃肠道自主神经病变：改变饮食状态对改善胃轻瘫症状有帮助，如少吃多餐、减少食物中纤维素的含量等。对于严重的胃轻瘫患者，美国食品和药品监督管理局目前仅批准了甲氧氯普胺用于改善胃动力。

3）泌尿生殖道自主神经病变：严格控制血糖能降低糖尿病患者勃起功能障碍（ED）的发生率，控制血压、血脂也有帮助。一线药物治疗包括磷酸二酯酶5型抑制药，病情严重者可以采取经尿道前列腺素注射、海绵体内注射、真空装置、阴茎假体植入术等。糖尿病神经源性膀胱治疗方法包括保守治疗、外科治疗、神经调节、神经电刺激等，胆碱受体激动剂（卡巴胆碱）可用于逼尿肌无力患者，抗胆碱能药物（舍尼亭）可用于逼尿肌反射亢进患者。

6. 强直性脊柱炎如何治疗

答 治疗的目的是解除疼痛，防止畸形和改善功能。早期疼痛时可给予非甾体类抗炎药。症状缓解后，鼓励患者行脊柱功能锻炼，保持适当姿势，防止驼背。有严重驼背而影响生活时，可行腰椎截骨矫形。髋关节强直者可行髋关节置换术。

7. 类风湿关节炎有无特效的治疗方法

答 类风湿关节炎目前尚无特效疗法。治疗目的在于控制炎症，减轻症状，延缓病情进展，保持关节功能和防止畸形。应强调根据不同患者、不同病情制订综合治疗方案。

8. 类风湿关节炎非药物治疗的方法有哪些

答 急性发热及关节疼痛时卧床休息，但应鼓励每天起床适当活动。特别是在一般情况好转时，更要进行关节肌肉的活动锻炼，夜间可用支具将关节固定在生理位置，鼓励康复锻炼，预防关节僵硬，以免发生畸形。

9. 药物治疗可阻止类风湿关节炎病情继续进展吗

答 目前没有任何药物可以阻止病变发展，常用的药物分为三线。第一线的药物主要是非甾体类药物，其中昔布类药物的消化道不良反应较轻，吲哚美辛是一种非皮质类固醇的消炎、解热、止痛剂，与激素合用，可减少激素的剂量。第二线药物有抗疟药，金盐制剂，柳氮磺吡啶，免疫抑制药如青霉胺、甲氨蝶呤、环磷酰胺等。第三线药物主要是激素。对于病情较轻、进展较快的患者，在一线、二线药物联合运用的同时，早期给予小剂量激素，可以迅速控制症状，见效后逐渐减少药物。

10. 类风湿关节炎的手术方法包括什么

答 类风湿关节炎的患者早期可做受累关节滑膜切除术，以减少关节液渗出，防止血管翳形成，保护软骨和软骨下骨组织，改善关节功能；也可在关节镜下行关节清理、滑膜切除术；晚期可根据病情行人工关节置换术，这是最终的治疗手段。

163

11. 怎样预防幻肢痛

答 早期进行精神心理治疗，可解除患者因截肢造成的心理负担，树立生活信心，尤其对一些伴有精神心理因素的幻肢痛患者非常重要。截肢前即开始给予心理治疗和精神支持，重视截肢前有效缓解疼痛的治疗，对预防幻肢痛很有意义。

12. 如何护理幻肢痛患者

答 首先要重视患者的心理护理。截肢后初期，患者从心理上难以接受已存在的事实，无法摆脱伤肢所带来的心理上的创伤。患者往往认为幻肢痛的痛因在残肢上，而期待局部措施来缓解，其实根本原因是中枢神经系统，残肢的局部处理如服用镇痛药，实际上无法达到最终有效的止痛效果。要使患者改变幻肢痛的认识，接受截肢的事实，既看到伤肢造成的危害和痛楚，也应认识到截肢可以保全生命。从心理上给予安慰，生活上给予关心和帮助。

其次要结合患者的兴趣，引导其转移注意力，如进行体育活动、娱乐和学习等来解除精神上的压力，加强肢体的训练是转移注意力的有效办法。通过训练，患者改变既往的运动习惯，重新适应生活和工作，走向社会。实验证明，当某个（某些）中枢兴奋时对其他中枢（痛觉中枢）具有抑制作用，因而患者能够忘却既往痛苦的记忆。

最后特别要强调减少局部按摩，减少残肢的各种刺激。鉴于残肢局部伤害性传入可能促进皮质功能重组和幻肢痛的形成，以及非伤害性刺激可诱发幻肢痛等现象，我们建议应尽可能减少对残端的各类刺激。临床实际工作中常常有这样的情况，患者用局部抚摸和按摩、热疗等方法来暂时缓解幻肢痛，实际上收效甚微。临床资料显示，减少残端局部各类刺激传入（特别是在术后早期），更有利于控制幻肢痛的程度。另外，避免残肢的各种刺激本身就是帮助患者分散注意力的一个有效方法。

13. 幻肢痛的发展和预后是怎样的

答 由于我们还未完全清楚幻肢痛的发生、发展过程，因此目前幻肢痛的预后仍然是不可预测的。少数患者的疼痛周期可能在数月后逐渐缓解；也有部分患者在 1 年左右消失；但是大部分患者的疼痛往往持续数年，甚至数十年。许多因素会影响幻肢痛患者的临床治疗过程，例如残肢的冷或热刺激、天气变化、失眠、疲劳、焦虑或抑郁情绪等都会使患者的疼痛加重。此外，即使是一些其他日常动作如打哈欠、排小便或大便等也会改变疼痛的程度。

14. 糖尿病神经病变如何护理

答 糖尿病神经病变最易损伤的就是双足。糖尿病足一旦发生，治疗周期长、花费大、疗效较差、有截肢的风险，对生活影响很大，所以应做好预防工作和护理。

糖尿病患者可通过以下几个方面预防足部疾病：①将血糖尽可能控制在正常范围之内；②戒烟；③每天检查双足，观察有无伤口、肿胀、裂痕、抓伤、水疱、嵌甲、硬茧、变色、感觉异常等；④保持足部清洁和干燥，每天用温水洗净并擦干双脚及脚趾缝；⑤不要让脚接触过热或过冷的水，不要长时间用水泡脚；⑥沿脚趾的边缘修剪脚指甲，不要将脚指甲的边缘修成圆形或有角度；⑦每天穿干净的袜子，袜子应无洞、表面平整、大小合脚；汗脚宜穿吸湿性较强的羊毛袜或棉袜；足部发凉时应穿保暖性较好的袜子，避免用热水瓶、热水袋或电热毯，以免烫伤足部；⑧鞋子要选择结实、宽松、大小合适的，最好选用厚底鞋；穿鞋之前一定要先检查鞋内是否有石子、曲别针、大头针或其他尖锐物；无论是室内或室外，都不要赤足行走；⑨如果脚上长有硬茧或鸡眼，应请医师帮忙处理，不要自行剪切，以免造成溃疡和感染；⑩对干燥、粗糙的脚，应经常涂抹润肤剂来保持皮肤湿润，防止皮肤发生干裂。如有感染发生，应尽快到医院就诊。

15. 类风湿关节炎可以热敷和冷敷吗

答（1）关节热敷可使关节疼痛、僵硬和肿胀情形减轻，也可以使肌肉放松。而且在运动之前先热敷，也可以使运动施行起来更方便有效。另外，热敷通常在急性期过后使用。

（2）部分患者的关节疼痛，可用冷敷获得缓解，在急性期也可以使用。

不论是使用热敷或冷敷，都应小心，避免皮肤受损伤。

16. 类风湿关节炎对姿势有要求吗

答（1）卧床休息时，不可将枕头放在患者膝下，而且不应让患者长时间维持于抬高头部和膝部的姿势，以防患者发生颈部和膝、髋关节的屈曲性挛缩。在卧床休息时，大多数时间应该仰卧平躺，使受侵犯关节保持伸展的姿势。通常会在踝下垫一小枕头以使膝部平直。手臂的姿势应该是掌面向上，可在肘下或腕下垫一小枕头或折叠的毛巾，以维持伸展。对仰卧患者，必要时可以放置沙袋或粗卷轴于大腿处，以维持适当的身体排列，预防髋关节外翻。

（2）应经常更换姿势，每天至少应有2～3次俯卧，每次

15 ～ 30 分钟，以防髋关节发生屈曲性挛缩。

（3）有时也可以利用夹板固定受侵犯的关节，一方面可使疼痛减轻，另一方面也可以预防或减少畸形发生。例如膝后伸展夹板，不仅可以使膝盖完全伸展，而且也可使足踝位置正确。

（4）坐或站立时也应维持伸展姿势。

17. 类风湿关节炎的患者应该怎样活动与运动

答 关节应定期运动，以预防纤维性粘连。例如对使用夹板固定的关节，可以每天取下夹板数次，以施行关节的全范围运动。

对于活动量应有适当限制，当急性期过后，即可开始逐渐增加活动量，不过，如果活动后，虽然经过一段时间的休息，仍出现疼痛加剧的现象，则表示活动过量，应重新调整活动量。

关节在活动时，多少会有疼痛不适现象，患者往往不愿活动，应给予鼓励，不过应谨记患者可能每移动一下即会疼痛，而且其关节可能是僵硬而难以移动的，不可催促患者。

18. 强直性脊柱炎怎么预防调护

答 16 ～ 30 岁的男性是强直性脊柱炎的高发期，而在这一人群中与自己有血缘关系的近亲，如有驼背、板状背等变化的，而本人又是人类白细胞抗原 B27 阳性者，则应特别警惕患上强直性脊柱炎的可能。当然单纯的人类白细胞抗原 B27 阳性不会必然患上强直性脊柱炎，但这类人群应积极预防肠道、泌尿系感染等，注意饮食卫生，注意泌尿生殖系统卫生，如出现上述疾病，则应积极进行抗感染治疗，防止诱发强直性脊柱炎。

在起居中一定要慎防风湿寒之邪，注意保暖，增强机体免疫功能。应有一个良好的心态，正确对待生活，不要因自己是强直性脊柱炎患病的危险人群，就忧心忡忡，消极生活。

要想取得满意的疗效，最大限度地保持关节的活动功能，在药物治疗的同时必须配合相应的康复治疗措施，防止脊柱畸形的发生。

19. 强直性脊柱炎对体位有要求吗

答 强直性脊柱炎患者应保持坐位，腰背挺直，避免身体向前弯曲，并常有规律地活动脊柱，通过坐直和向后活动肩膀来伸展脊柱。坐的时间不宜太长，常站立、散步和舒展身体。站立，应尽可能保持挺胸、收腹和双眼平视的姿势；睡眠，以硬板床及低枕头为宜，多取仰卧位，避免促进屈曲畸形的体位。

20. 强直性脊柱炎的患者如何运动

答 疾病活动期以被动运动为主，缓解期可进行主动与被动运动，但应避免剧烈运动。

减少或避免引起持续性疼痛的体力活动。可进行轻度运动，如慢跑、游泳、打太极拳等，最好避免摔跤、打网球、篮球和乒乓球等高强度的运动。

21. 强直性脊柱炎功能锻炼时可以做哪些体疗操

答 准备运动：用力原地高抬踏步 1 分钟，双臂分别向前、向上、向两边各伸 20 秒。应重复以下每个动作至少5 次。

地板锻炼：取仰卧位，屈膝，双足着地。尽量抬高臀部，坚持 5 秒，然后慢慢放下；双手交叉，尽量举起双臂并尽量左移，同时双膝尽量右转。反向重复此动作。保持下颌内收，双手伸向双膝，抬头、提肩，然后放松；下颌内收，抬头提肩，双手置于右膝外侧，放松。反向重复上面的动作。四肢跪地，两肘伸直，头部置于双臂之间，并尽量向上弓背。然后抬头尽量背部下凹；向上抬头，向前抬高右手，同时尽可能地向后抬高左腿，坚持 5 秒，收回动作；改变动作，抬左手和右腿。

椅上锻炼：坐在餐厅或卧室的椅子上，双足着地，双腿钩在座椅腿内，双手垂肩，左手握椅子扶手。身体尽量向右侧弯，不向前，右手伸向地板。反向重复上述动作。双手扣紧前臂，与肩相平，尽量向右转动上半身。反向重复上述动作。握住座椅边，两肩不动，尽量向右转动头部，反向重复上述动作。站到椅前，椅上放一舒适的坐垫。右足跟置于坐垫上，伸直腿，双手尽量伸向足部，坚持 6 秒，放松。重复 2 次，每次

169

较前一次尽量前伸，放松。换腿重复。站到椅子侧面，右手抓住椅背，屈右膝，右小腿置于坐垫上，左脚尽量朝前站，双手置于身后，尽量弯曲左膝，抬头，伸背。转身站到椅子另一侧，反向重复上述动作。

　　姿势练习：背靠墙站立，肩膀和臀部对着墙，足跟尽量靠墙，下颌内收，头部靠回边，双肩下垂。足跟着地，身体尽量向上伸展。伸肘状态，前抬右臂向上，让上臂紧贴耳朵、拇指指向墙壁。放下，然后重复左臂。

参考文献

［1］于生元，万琪，王伟，等．偏头痛非药物防治中国专家共识［J］．神经损伤与功能重建，2021，16（1）：1-5.

［2］吴静，时立新《糖尿病神经病变诊治专家共识（2021年版）》要点说明［J］．中华糖尿病杂志，2021，13（6）：535-539.

［3］中华医学会骨科学分会脊柱外科学组，中华医学会骨科学分会骨科康复学组．腰椎间盘突出症诊疗指南［J］．中华骨科杂志，2020，40（8）：477-487.

［4］贾建平，陈生弟．神经病学（第8版）［M］．北京：人民卫生出版社，2018.

［5］万学红，卢雪峰．诊断学（第9版）［M］．北京：人民卫生出版社，2018.

［6］董为伟．神经症状鉴别诊断［M］．上海：上海科学技术出版社，2014.

［7］王伟，杨明山．神经科急症医学［M］．北京：人民卫生出版社，2014.

［8］潘祥林，王鸿利．实用诊断学（第2版）［M］．北京：

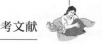

人民卫生出版社，2017.

　　［9］陈孝平，汪建平，赵继宗.外科学（第9版）［M］.北京：人民卫生出版社，2018.

　　［10］彭小苑，谷忠建，欧阳艳菲.骨科健康教育手册［M］.广州：广东科技出版社，2016.

　　［11］中华医学会，中华医学会杂志社，中华医学会全科医学分会，中华医学会《中华全科医师杂志》编辑委员会，心血管系统疾病基层诊疗指南编写专家组.胸痛基层诊疗指南（2019年）［J］.中华全科医师杂志，2019，18（10）：919-919.

　　［12］范炳华，许丽.推拿养生保健学［M］.杭州：浙江科学技术出版社，2012.

　　［13］杜冬萍，许华.超声引导下疼痛注射治疗［M］.上海：上海科学技术出版社，2018.

　　［14］崔天国，崔晓丽.全科医师手册（第7版）［M］.郑州：河南科学技术出版社，2018.

　　［15］杜永成，黄立坤.解决疼痛的疑问巧答［M］.太原：山西科学技术出版社，2014.

　　［16］周智广.别害怕糖尿病［M］.长沙：湖南科学技术出版社，2014.

　　［17］谭燕青.实用临床内科护理学［M］.长春：吉林科学技术出版社，2019.

　　［18］徐建萍，贾彬.风湿免疫科疾病观察与护理技能［M］.北京：中国医药科技出版社，2019.

　　［19］赵春杰.告别头痛［M］.北京：华龄出版社，2020.

［20］刘吉良，孔祥之，崔合春.头痛防治 ABC ［M］.
北京：军事医学科学出版社，2002.

［21］张建福，张董喆.一本书读懂常见病简便疗法［M］.
郑州：中原农民出版社，2016.

［22］陈金辉.睡眠呼吸暂停低通气综合征临床诊治手册
［M］.北京：人民军医出版社，2015.

［23］张智慧，姚文秀，金永东.癌痛的药物治疗规范
［M］.成都：四川科学技术出版社，2018.

［24］中国抗癌协会癌症康复与姑息治疗专业委员会
（CRPC），难治性癌痛学组.难治性癌痛专家共识（2017 年版）
［J］.中国肿瘤临床，2017，44（16）：787-796.

［25］孔祥鸣，龚黎燕.癌痛规范化治疗与临床实践［M］.
上海：上海科学技术出版社，2019.

［26］梁立升，马志坤，石存现，等.实用疼痛治疗药物
手册［M］.北京：科学技术文献出版社，2017.

［27］徐德玲，张秋英，王庆本.临床麻醉技术［M］.长
春：吉林科学技术出版社，2016.

［28］窦勇，胡津丽.糖尿病及其慢性并发症用药与食养
［M］.北京：人民军医出版社，2016.

［29］陆宇晗，张红.肿瘤科护士一本通［M］.北京：中
国医药科技出版社，2018.

［30］刘宇，李洪，张小澍.老年健康之道——感觉障碍
防治 300 问［M］.北京：人民军医出版社，2015.

［31］孙鹏，等.疼痛诊疗技术与临床处置［M］.长春：
吉林科学技术出版社，2010.

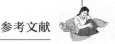

［32］马辉，吴晓童，叶斌．疼痛的康复与护理知识问答［M］．上海：第二军医大学出版社，2014．